König

AF755324

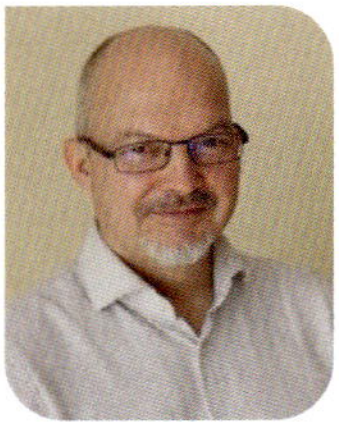

Mag. Roland König ist Hypnosepsychotherapeut und Psychologe. Er führt seit vielen Jahren eine Praxis in Baden, südlich von Wien. Nach seinem Psychologiestudium in Österreich und Italien, wo er den Dottore (Spezialgebiet: Arbeitspsychologie) verliehen bekommen hat, zog es ihn nach Deutschland in den wirtschaftlichen Bereich. Durch seine Tätigkeit als Support Engineer bei Microsoft München und später im Management in Wien lernte er, was es heißt, unter Druck zu arbeiten. Dies hilft ihm heute sehr, den Stress, der auf seinen Klienten lastet, zu verstehen. Im Laufe der Jahre wuchs in ihm jedoch der Wunsch, seinem Leben einen neuen Sinn zu geben und er absolvierte das Studium der Psychotherapie. In seiner Praxis hilft er täglich Menschen mit Burnout und Ängsten. Er sagt: »Ängste, Burnout und Energielosigkeit sind nicht der fehlenden Motivation des Einzelnen geschuldet, sondern ein Resultat unserer Zeit.« Mehr erfahren Sie unter: www.insglueck.at.

Mag. Roland König

Der kleine Anti-Burnout-Coach

35 einfache Wege zu neuer Kraft

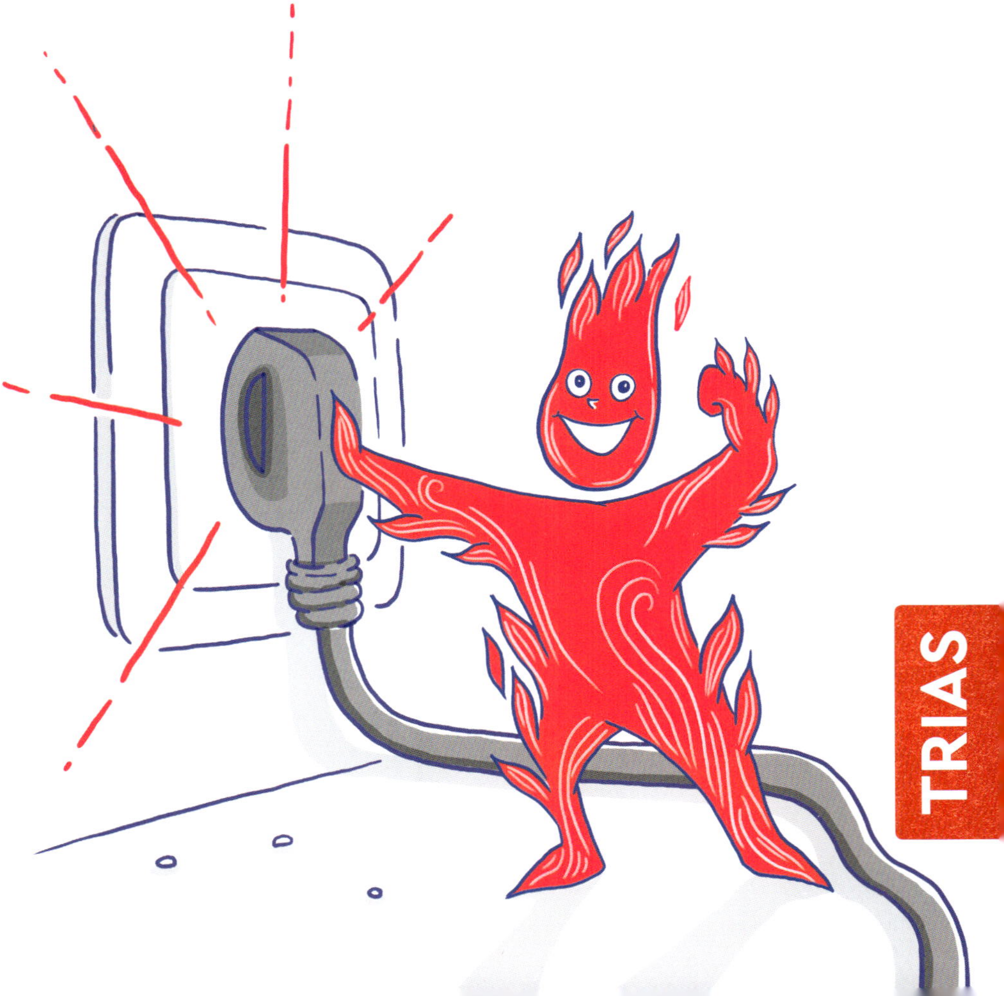

TRIAS

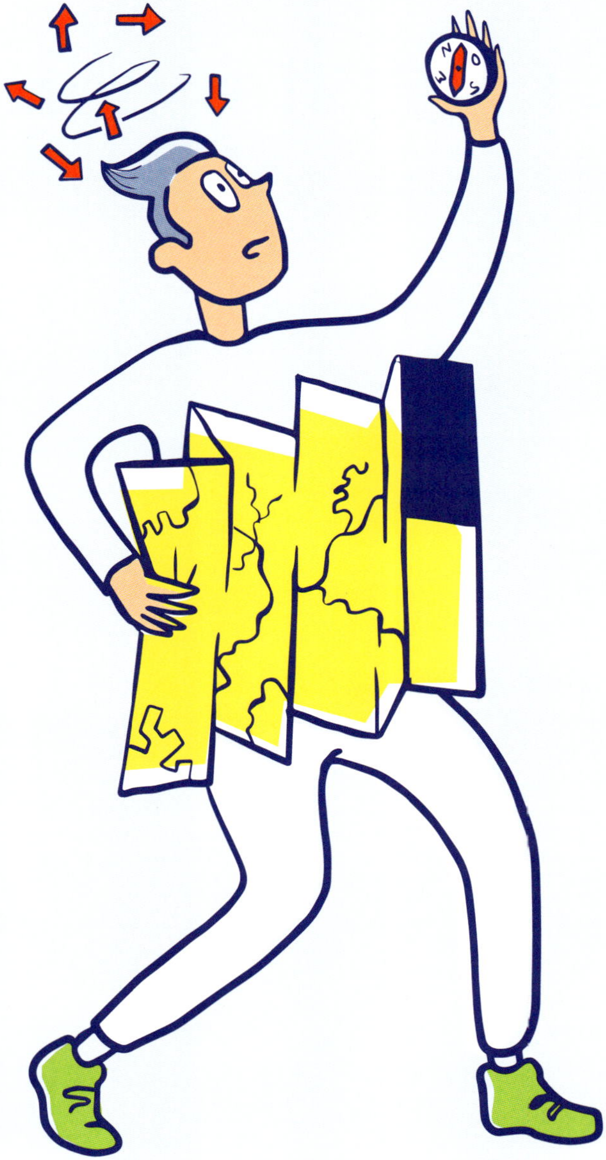

Erkennen Sie sich?

Sie sind fleißig. Das Wohlbefinden Ihrer Mitmenschen ist Ihnen wichtig. Auf Sie kann man sich verlassen. Arbeiten, die Sie übernommen haben, erledigen Sie zu 100 Prozent. Und 100 Prozent ist Ihnen meist noch zu wenig. Am liebsten beglücken Sie Ihre Umwelt mit 150 Prozent Einsatz. Sie stellen hohe Anforderungen an sich selbst. Professionalität ist Ihnen ist sehr wichtig.

Sie sind ein Mensch, der generell viel gibt. Sie vermeiden es mit allen Mitteln, Ihre Mitmenschen zu enttäuschen. Denn die Zufriedenheit anderer ist Ihnen oft wichtiger als Ihre eigene. Sie tun sich eher schwer, Nein zu sagen. Faulheit ist für Sie ein Fremdwort, Nichtstun erzeugt bei Ihnen Unruhe. Menschen, die dazu neigen, pünktlich ihren Arbeitstag zu beenden, stehen Sie eher kritisch gegenüber.

Burnout ist für Sie keine Option. Für Sie ist das ein Zeichen von Schwäche oder Faulheit. Sie sind ein Arbeitstier, und täglich etwas zu leisten, ist Ihr Lebenselixier.

Doch in letzter Zeit läuft irgendetwas schief.

Sie fühlen sich müde, irgendwie ausgebrannt. Als ob Ihre Energiereserven ausgeschöpft wären. Ihre Arbeit ist zunehmend ein »Muss« und weniger ein »Wollen«. Und das verunsichert Sie. Können Sie Ihrem Körper noch vertrauen? Warum sind Sie so oft gereizt? Und warum freuen Sie sich nicht mehr auf jeden neuen Tag?

Sie sind beunruhigt. So kennen Sie sich nicht. Irgendwie ist Ihnen Ihre innere Begeisterung abhandengekommen. Statt Freude an der Arbeit fühlen Sie öfters eine innere Unruhe. Ihre Kraftressourcen werden mit jedem Tag geringer. An schlechten Tagen freuen Sie sich schon beim Aufstehen auf den Zeitpunkt, zu dem Sie den Tag hinter sich gebracht haben. Im Bett zu bleiben, ist eine verlockende Vorstellung.

Doch das würden Sie sich niemals erlauben. Ihre Arbeit ist für Sie sehr wichtig. Sie wollen keine Schwäche zeigen. Und Sie können absolut nichts mit Ihrer derzeitigen Lustlosigkeit anfangen.

Ach ja, und dann ist da noch das Problem mit dem Einschlafen. Ihr Gehirn hört einfach nicht auf zu denken. Oder Sie schlafen zwar gut ein, aber aus unerfindlichen Gründen wachen Sie viel zu früh auf. Und dann arbeitet Ihr Gehirn und lässt Sie nicht weiterschlafen.

Irgendwie ist die Fähigkeit, sich an den kleinen Dingen des Lebens zu freuen, nicht mehr da. Sie stehen ständig unter Strom. Einer Art innerer Spannung. Unruhe ist Ihr neuer Begleiter. Vielleicht nicht immer, aber immer öfter. Die Tage an denen Sie sich kraftlos fühlen, mehren sich und manchmal haben Sie das Gefühl, als hätte Ihnen jemand den Stecker gezogen. Gerade in dieser erschöpften Zeit macht Ihnen auch Ihr Körper das Leben immer schwerer. Sie fühlen sich öfters krank.

Haben Sie sich erkannt?

Wenn ja, steuern Sie möglicherweise auf ein Burnout zu. Auch wenn Sie es nicht wahrhaben wollen.

Doch so wie es Wege in ein Burnout gibt, gibt es zahlreiche Wege, sich vor einem Burnout zu schützen. Lassen Sie uns neue Wege entdecken, die Sie zurück in Ihre Kraft führen.

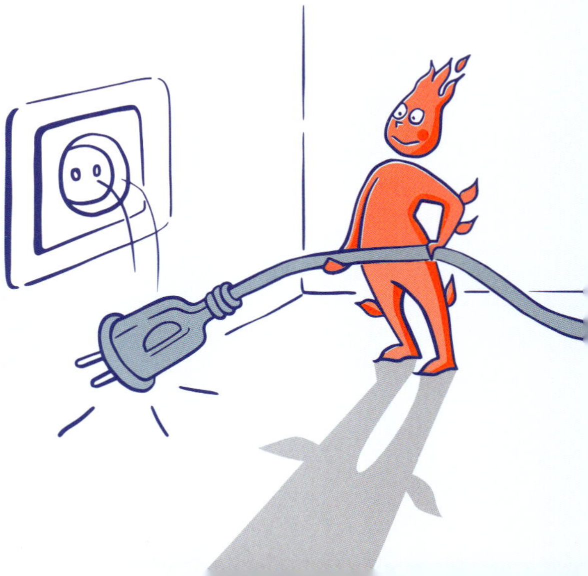

Ihr Weg aus dem Burnout

Sie sind dem Burnout nicht auf Gedeih und Verderb ausgeliefert. Ergreifen Sie jetzt die Initiative und machen Sie den ersten Schritt auf dem Weg zu mehr Lebensfreude.

Dieses Buch ist für alle gedacht, die sich im vorangegangenen Kapitel wiedererkannt haben. Darüber hinaus will es all jenen ein Wegweiser sein, die sich antriebslos und müde erleben.

Über den Autor

Als Hypnosepsychotherapeut und Psychologe mit den postgraduellen Ausbildungen Klinischer und Gesundheitspsychologe führe ich seit vielen Jahren eine Praxis in Baden, südlich von Wien. In meiner Praxis helfe ich täglich Menschen mit Burnout und Ängsten. Sie kommen aus allen Berufssparten und jedes Jahr werden es mehr. Burnout und verwandte Probleme werden immer mehr zur Zivilisationskrankheit.

Das liegt mit daran, dass wir in unserer heutigen Leistungsgesellschaft großem Druck ausgesetzt sind. Diesen kenne ich aus eigener Erfahrung: Nachdem ich mein Psychologiestudium absolviert und in Italien den Dottore (Spezialgebiet: Arbeitspsychologie) verliehen bekommen hatte, zog es mich zunächst nicht in den sozialen, sondern in den wirtschaftlichen Bereich. Der Grund hierfür war ganz einfach: Ich wollte nach den vielen Jahren des Studierens endlich Geld verdienen.

Ich bewarb mich bei Microsoft als Computerspezialist, besuchte die Microsoft Support Academy und arbeitete anschließend fern der Psychologie im Großkundensupport. Meine Leistungen wurden täglich mit zahlreichen Zeiterfassung- und Softwaretools überwacht und gemessen. Hier lernte ich, was es heißt, unter Druck zu arbeiten.

Nach knappen zwei Jahren wechselte ich von Microsoft München nach Wien ins Management. Es war eine schöne Herausforderung und eine intensive Zeit, in der ich viele Erfahrungen machen durfte, die mir heute sehr helfen, den Druck, der auf meinen Klienten lastet, zu verstehen.

Im Laufe der Jahre wuchs in mir jedoch der Wunsch, meinem Leben einen neuen Sinn zu geben. Und das führte schließlich dazu, dass ich in meinen Vierzigern ein zweites Studium absolvierte, das der Psychotherapie.

Der Beginn Ihrer Reise

Mit diesem Buch möchte ich Ihnen helfen, Ihren Weg aus der Burnout-Krise zu finden. Die im Folgenden beschriebenen Techniken unterstützen Sie, Druck, Unruhe und Anspannung loszuwerden. Leicht verständliche Übungen werden Ihnen helfen, wieder gut zu schlafen. Sie werden mehr Energie, Kraft und Leichtigkeit spüren, generell Ihr Leben wieder mit mehr Freude im Herzen leben und innerlich ruhiger und leichter werden.

Alles, was Sie dafür brauchen, ist ein wenig Gehirntraining und die Fähigkeit zur Selbstreflexion. Wenn Sie dafür bereit

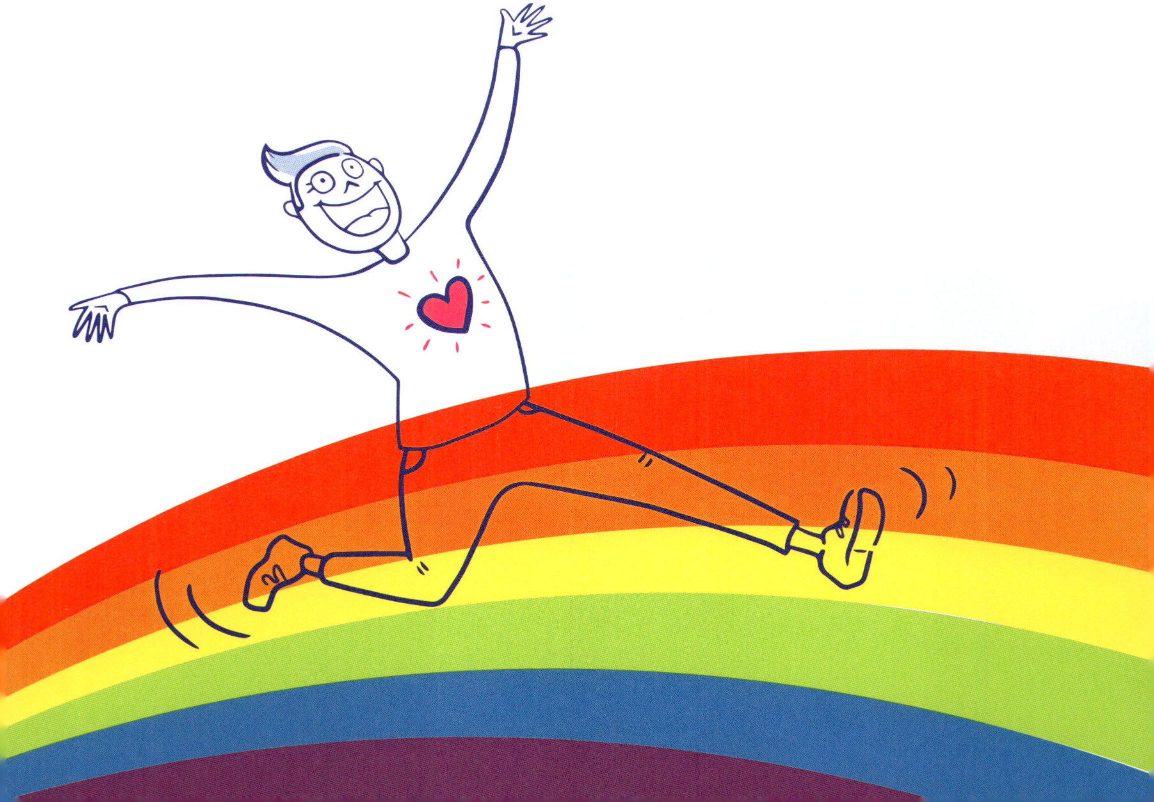

sind, hat Ihr Weg aus dem Burnout bereits begonnen.

Lebenskraft und Gesundheit ist nicht eine Tür, die man öffnet und durch die man nur hindurchgehen muss. Ihr Weg aus dem Burnout und zurück in eine gesunde Leichtigkeit ist vielmehr eine Treppe mit vielen Stufen. Jede Stufe bringt Sie wieder ein Stück weiter nach oben. Manche Stufen werden Sie als große Sprünge nach oben erleben, andere als eher kleine. Wir Menschen sind komplex und unterschiedlich. Genauso wie eine Tablette nicht bei allen Menschen genau die gleiche Wirkung zeigt, wirken auch die in diesem Buch beschriebenen Methoden bei jedem leicht unterschiedlich, jedoch in ihrer Gesamtheit herrlich befreiend.

Meiner Erfahrung nach gibt es nicht nur einen einzigen wahren Weg, der Sie zurück in Ihre Kraft bringt. Da Sie sich zurzeit wahrscheinlich eher antriebslos fühlen und sich eine rasche Besserung wünschen, konzentriere ich mich in diesem Buch auf leicht umsetzbare und möglichst konkrete Anleitungen. Ich nenne sie »Wege aus dem Burnout«.

Alles was Sie hier lesen, wird von mir erfolgreich in der Praxis eingesetzt. Über viele Jahre konnte ich die diversen Techniken und Methoden weiter verbessern. Je mehr Wege Sie sich aneignen und je konsequenter Sie diese begehen, desto rascher werden Sie Ihre Kräfte wiederentdecken.

Ihre ersten Schritte aus dem Burnout machen Sie im Kapitel »Erste Schritte: Orientierung«. Hier erfahren Sie alles, was Sie brauchen, um Ihre momentane Situation besser zu verstehen. Wissen ist Macht und dieses Wissen macht Sie stark im Burnout.

Danach möchte ich Sie dazu einladen, Ihre bewussten und unbewussten Glaubenssätze kritisch zu reflektieren. Sie sind die Basis Ihrer Verhaltensweisen. Wir suchen gemeinsam Glaubensgrundsätze, die Ihnen helfen, sich vor einem Burnout zu schützen oder sich davon zu befreien.

Bitte lesen Sie diese ersten Abschnitte, BEVOR Sie zu den kraftgebenden Anleitungen in den darauffolgenden Kapiteln übergehen. Sie stellen die Basis für alles Weitere dar.

Anschließend lade ich Sie auf viele leicht begehbare Wege, auf eine heilsame und energiebringende Wanderung ein. Sie erlernen Methoden, Ihr Gehirn zu trainieren, mithilfe deren Sie sich Ihre Leichtigkeit zurückholen. Sie erfahren, wie Sie binnen Sekunden zur Ruhe kommen können. Welche Ernährung Ihnen guttut und Ihre Stimmung hebt. Wie Sie zu einer Zeiteinteilung kommen, die Ihnen Energie verschafft. Es gibt wohltuende Achtsamkeits- und Entspannungsmethoden und Techniken, mit denen Sie sich besser abgrenzen können. Sie dürfen auch gespannt sein auf raffinierte Selbstmotivationsmethoden, von der Bewusstmachung kraftraubender Glaubenssätze über die Anwendung neurolinguistischer Tricks, um Ihre Probleme schrumpfen zu lassen, bis hin zur machtvollen Anwendung der Suggestion. Leicht anwendbare Methoden, mit denen Sie wieder erleichtert durchstarten werden.

Hiermit lade ich Sie herzlich ein, Ihre bevorzugten Wege zurück in Ihre Kraft und Leichtigkeit zu finden!

Viel Kraft und Lebensfreude,
wünscht Ihnen

Mag. Roland König, Hypnosepsychotherapeut, Klinischer Psychologe, Gesundheitspsychologe
http://www.insglueck.at

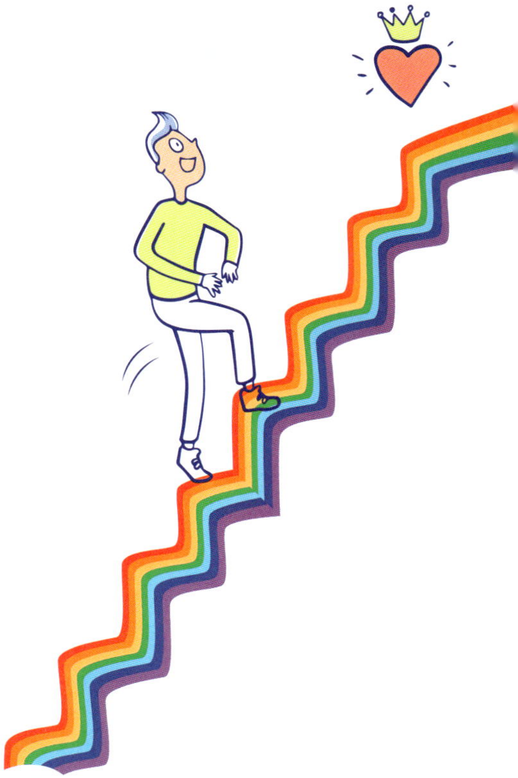

Allein aus Gründen der leichteren Lesbarkeit wurde darauf verzichtet, neben den männlichen auch die weiblichen Personenbezeichnungen zu verwenden. Selbstverständlich sind alle Geschlechter gleichermaßen angesprochen.
Über Feedback und eventuelle Fragen und Anregungen für ein weiteres Buch freue ich mich sehr. Gerne lese ich Ihr Schreiben unter: feedback@insglueck.at

Erste Schritte: Orientierung

Wenn Sie ein Ziel erreichen möchten, ist es wichtig zu wissen, wo Sie sich gerade befinden. Diese erste Orientierung ist der Beginn Ihrer Reise zurück in Ihre Kraft.

Vielleicht überrascht es Sie, dass ich den Weg zum Arzt sowie die Frage, warum es gerade Sie erwischt hat, als erste Schritte aus der Erschöpfung bezeichne. Aber bedenken Sie: Wenn Sie sich auf unbekanntem Gebiet befinden, werden Sie sich wahrscheinlich erst einmal eine Karte besorgen und Ihren derzeitigen Standort ermitteln. Meist wirkt es beruhigend, zu sehen, welche Wege einen an den aktuellen Ort geführt haben und wo man sich eigentlich gerade befindet.

Haben Sie sich dieses Wissen angeeignet, werden Sie nach optimalen Wegen suchen, die Sie an Ihr gewünschtes Ziel bringen. Ab Weg 5 geht es los mit konkreten Methoden und Anleitungen, die Sie zurück in Ihre Kraft und Leichtigkeit führen.

Weg 1: Besuchen Sie Ihren Arzt

Nicht jede Erschöpfung ist automatisch einem Burnout zuzuordnen. Körperliche Symptome können viele Ursachen haben und es gilt abzuklären, ob nicht eine körperliche Erkrankung für Ihre Beschwerden mitverantwortlich ist, die einer entsprechenden medizinischen Behandlung bedarf. Wenn Sie also bereits seit längerer Zeit unter anhaltenden Schlafstörungen oder körperlichen Beschwerden wie massiver Erschöpfung, Kopfweh, Übelkeit, Schwindel und Rückenschmerzen leiden, empfehle ich Ihnen daher, Ihren Hausarzt aufzusuchen. Symptome, die häufiger auftreten oder länger andauern, sollten Sie unbedingt abklären lassen.

Möglicherweise kann Ihr Arzt jedoch keine körperlichen Ursachen für Ihre Symptome finden. Stattdessen beglückt er Sie mit Rückmeldungen wie »Hatten Sie in letzter Zeit viel Stress?« oder »Vielleicht sollten Sie einmal kürzer treten«. Dies deutet darauf hin, dass Sie sich übernommen haben und eventuell bereits auf dem besten Weg in ein Burnout sind.

Nahezu jede körperliche Krankheit wird in hohem Ausmaß durch Ihre Psyche mitbeeinflusst. Selbst an der Abwehr von Schnupfen ist Ihre Psyche maßgeblich beteiligt. So wurde in Studien festgestellt, dass Verliebte resistenter gegen Erkältungen sind. Ihr Immunsystem funktioniert besonders gut. Depressive und gestresste Menschen hingegen sind besonders anfällig für Krankheiten. Aufgrund ihres schlechten psychischen Zustandes ist auch ihre Immunabwehr reduziert.

Ihr Körper ist ein sehr komplexes System, welches ständig der Herausforderung gegenübersteht, Belastungen von außen zu kompensieren. Dies klappt bei einem gesunden Körper und einem ausgeruhten Geist hervorragend. Stehen Sie jedoch zu lange unter Stress, gelingt Ihrem Körper und Ihrer Psyche diese Kompensation nicht mehr. Personen, die zu lange Stress ausgesetzt sind, verlieren zunehmend ihre Fähigkeit, sich an die Herausforderungen der Umwelt anzupassen.

Menschen verfügen über erstaunliche Energiereserven. Wahrscheinlich haben Sie gar nicht gemerkt, dass Ihnen langsam, aber sicher die Kräfte ausgehen. Oder Sie wollten es nicht wahrhaben. Symptome wie Schlaflosigkeit, Rückenschmerzen und Magenprobleme sind Hilfeschreie Ihres Körpers: eine Aufforderung Ihres Unbewussten, doch endlich etwas gegen diese Dauerbelastung zu unternehmen.

Sollte der Arzt keine organischen Ursachen für Ihre Probleme finden, bleibt die Tatsache, dass Sie sich nicht fit fühlen. Negieren Sie diese Tatsache nicht, denn dadurch verleugnen Sie sich selbst. Sie fühlen sich nicht gut, weil Sie innerlich leiden. Und vielleicht sind Sie selbst die Ursache – weil Sie schon seit längerer Zeit viel zu wenig auf Ihre eigenen Bedürfnisse hören. Wenn Sie mit Ihren Gefühlen und Bedürfnissen nicht mehr im Dialog sind, erzeugt dies Stress. Ihr Körper versucht, Sie zu warnen, dass Sie bereits auf Reserve laufen und es Zeit ist, Kraft zu tanken.

Machen Sie bitte nicht den Fehler, Ihre Burnout-Symptome nur mit Medikamenten zu betäuben. Die Gefahr, dass Sie dadurch Ihre eigenen Bedürfnisse verdrängen, ist zu groß, und das »dicke Ende« folgt meist auf dem Fuß, da das Problem nicht wirklich behoben, sondern nur aufgeschoben wurde. Für den Heilungsprozess ist es wichtig, die Ursachen für die Symptome zu finden. Nur dann können Sie sich auf Dauer von Ihrem Leidensdruck befreien.

Weg 2: Warum hat es gerade mich erwischt?

Bluthochdruck, Gastritis, Bandscheibenvorfall, Verspannungen und Tinnitus scheinen auf den ersten Blick rein körperlichen Ursprungs zu sein. Jedoch sind sie typisch für Personen, die zu lange unter Stress gestanden haben.

Die Art und Weise, wie Sie Ihre Umwelt wahrnehmen und wie Sie Ihre Prioritäten setzen, trägt entscheidend zur Entstehung körperlicher Krankheiten bei. Die Verdrängung eigener Bedürfnisse führt zu innerem Stress, welcher, wenn er chronisch ist, dazu führen kann, dass sich Ihre Blutgefäße zunehmend verengen. Damit Ihr Kreislauf weiterhin stabil bleibt, braucht Ihr Herz mehr Kraft, um das Blut durch Ihre verengten Gefäße zu pumpen, und in der Folge leiden Sie unter Bluthochdruck. Man wird durch das Hinunterschlucken eigener Bedürfnisse zunehmend sauer und gereizt, woraufhin auch der Magen sauer wird. Zu viel Magensäure führt zu Gastritis. Wenn Sie den Kontakt zu Ihren eigenen Bedürfnissen verlieren, verspannt sich Ihre Muskulatur, so wie Sie Ihre Fäuste vor dem Kampf ballen. Nicht selten führen dauerhafte Muskelspannungen zu einem Bandscheibenvorfall. Der unbewusste Krankheitsgewinn: Sie können nicht mehr so viel leisten und dürfen sich daher endlich ausruhen. All die oben genannten Diagnosen, und Tinnitus ganz besonders, sollten als möglicher Hilferuf des Unbewussten gesehen werden, im Sinne von: »He! Ich kann nicht mehr! Hör endlich auf deine eigenen Gefühle und Bedürfnisse!« Und das ist der Grund, aus dem viele ein Burnout erleiden: Sie haben den Kontakt mit ihrem inneren Selbst zumindest teilweise verloren.

Sofern Sie über genügend Kraft und Neugier verfügen, wäre jetzt ein guter Zeitpunkt, sich grundlegendes Wissen zum Thema Burnout anzueignen. Auf den kommenden Seiten erfahren Sie, was Burnout eigentlich genau ist, und können dadurch herausfinden, warum es gerade Sie getroffen hat. Dieses Wissen wird Ihnen helfen, Ihre derzeitige Situation und die Entstehung eines Burnouts besser zu verstehen und zu akzeptieren.

Menschen, die in ein Burnout geraten, sind nicht faul. Im Gegenteil, sie sind aus irgendeinem unbewussten Grund zu sehr um die anderen und zu wenig um sich selbst bemüht.

Was ist Burnout eigentlich genau?

Laut der Weltgesundheitsorganisation (WHO) ist Burnout keine eigenständige Krankheit, sondern ein Problem »mit Bezug auf Schwierigkeiten bei der Lebensführung«. Zusammengefasst handelt es sich beim Burnout um einen emotionalen, geistigen und körperlichen Erschöpfungszustand nach einem vorangegangenen Prozess hoher Arbeitsbelastung, Stress und/oder Selbstüberforderung (Großes Wörterbuch Psychologie; Compact, 2007).

Ein Burnout ist kein Zustand, der plötzlich eintritt, als wäre ein Schalter umgelegt worden. Es entsteht in einem langen Prozess, der durchaus Jahrzehnte dauern kann. Wir können hier auch von Entwicklungsstufen mit zunehmender Intensität sprechen.

Ist »Burnout« ein Modewort für faule Menschen?

Menschen, die noch nie ein Burnout hatten, neigen dazu, Betroffene als Sozialschmarotzer zu sehen. Meist können sie nicht nachvollziehen, dass ein scheinbar gesunder Mensch, ohne Fieber und ohne Knochenbrüche, seine Arbeit nicht mehr verrichten kann. In ihren Augen lassen sich die Burnout-Patienten zu Unrecht hängen, sollten sich einfach zusammenreißen und sich nicht so haben. Müde sind wir doch alle mal! Einfach bei körperlicher Gesundheit nicht arbeiten und von Sozialleistungen profitieren ist für die Kritiker inakzeptabel.

Doch die Realität sieht anders aus. Niemand gerät in Verzückung, wenn bei ihm ein Burnout diagnostiziert wird. Bisher habe ich jedenfalls noch niemanden erlebt, der sich darüber freute. Im Gegenteil, die Betroffenen leiden sehr darunter, dass sie ihren Arbeitsalltag nicht oder nur unter großem Kraftaufwand bewältigen können.

Personen, die unter einem Burnout leiden, sind durchgehend besonders fleißige und leistungsbereite Menschen. Gerade ihr ausgeprägtes Verlangen, sich durch Leistung zu profilieren, hat sie ja ins Burnout gesteuert. Die Tatsache, dass sie nicht mehr fähig sind, ihre Arbeit in gewohnter Weise zu verrichten, fühlt sich für sie furchtbar an. Sie empfinden keine Freude darüber, dass sie aufgrund eines Burnouts zu Hause bleiben müssen. Ganz im Gegenteil, das Gefühl, nichts mehr leisten zu können und damit – aus ihrer Sicht – nichts wert zu sein, führt häufig in eine Depression. Aus diesem Grund versuchen viele Betroffene, ihr Burnout geheim zu halten. Ihre Krankheit ist ihnen peinlich.

Jemand, der ein Burnout erleidet – leidet.

Aufgrund ihrer derzeitigen Unfähigkeit, ihre Arbeit bravourös zu meistern, beginnen die Betroffenen, an ihren Fähigkeiten und an sich selbst zu zweifeln. Sie laufen zwar schon länger auf Reserve, doch sie kämpfen um ihre Arbeit bis zum Umfallen. Sie möchten sich und den anderen beweisen, dass man sich auf sie verlassen kann. Insbesondere, da die meisten davon überzeugt sind: »Nur jemand, der etwas leistet, ist etwas wert!«

Burnout trifft überwiegend jene Menschen, die sich zu sehr für andere verausgaben. Es ist schrecklich für sie, nicht mehr in gewohnter Weise funktionieren zu können. Der Gedanke, ihre

Mitarbeiter oder ihren Chef im Stich zu lassen, löst Selbstvorwürfe und Verzweiflung aus. Viele beginnen, sich für ihre Erschöpfungszustände zu verachten. Sie verschlimmern ihre Situation durch diese Selbstvorwürfe und Selbstzerfleischung ob ihrer »Unfähigkeit«. Dazu kommt die Angst vor Kündigung oder dass die Firma ohne ihr Mitwirken einen beträchtlichen Schaden erleidet. Und alle beschäftigen vor allem zwei Fragen:

»Wie lange fühle ich mich noch so kraftlos und leer?«

»Wann bin ich endlich wieder gesund und kann wieder arbeiten gehen?«

Sie sehen, Menschen mit Burnout sind keine Faulpelze. Sie sind keine Sozialschmarotzer. Ganz im Gegenteil, es handelt sich um äußerst leistungswillige Personen. Nur Menschen, die für ihre Arbeit Feuer und Flamme waren – die einmal gebrannt haben –, können ausbrennen und in ein Burnout rutschen. Wohingegen Menschen, die neben der Arbeit ausreichend auf ihr eigenes Wohlbefinden achten und sich nicht übernehmen, kaum ein Burnout erleiden.

Warum trifft es gerade mich?

Sie fragen sich vermutlich: »Warum leide gerade ich unter diesen Symptomen?« Selbst wenn Sie den Stress in Ihrem Leben als Ursache erkennen, können Sie Ihren eigenen Anteil an der Situation vielleicht noch nicht wahrnehmen. Denn was können Sie dafür, wenn die Arbeitsbedingungen so fordernd sind?

Wenn es Ihnen jedoch gelingt, Ursachen für Ihre Erschöpfung in Ihren eigenen Glaubensmustern und Ihrem Verhalten zu finden, befinden Sie sich bereits auf einem heilenden Weg zurück in Ihre Gesundheit. Es gibt Gründe dafür, dass Sie ein Burnout erleiden, und diese liegen nicht nur in Ihrer (Arbeits-)Umgebung. Ein Burnout, so unangenehm diese Erkenntnis ist, ist »selbstgemacht«.

Den meisten fällt es schwer, sich einzugestehen, dass sie unterwegs in ein Burnout sind. Schließlich kennen sie sich als leistungsstarken und fleißigen Menschen. Und mit Einsatz und Selbstdisziplin haben sie bisher noch so ziemlich alles geschafft. Vielleicht, und natürlich, ohne sich dessen bewusst zu sein oder sich dessen bewusst sein zu wollen, arbeiten sie seit einiger Zeit viel zu viel für andere und kümmern sich viel zu wenig um sich selbst. Ihre eigenen Bedürfnisse spielen eine viel zu kleine Rolle.

Und solch ein altruistisches Verhalten zieht das Burnout an. Ihr Unterbewusstsein macht sich Sorgen um Sie und versucht, Sie mit Burnout-Symptomen von Ihrem übertriebenen Leistungshunger abzubringen. Es will Sie warnen und davor schützen, zu viel Kraft zu verlieren.

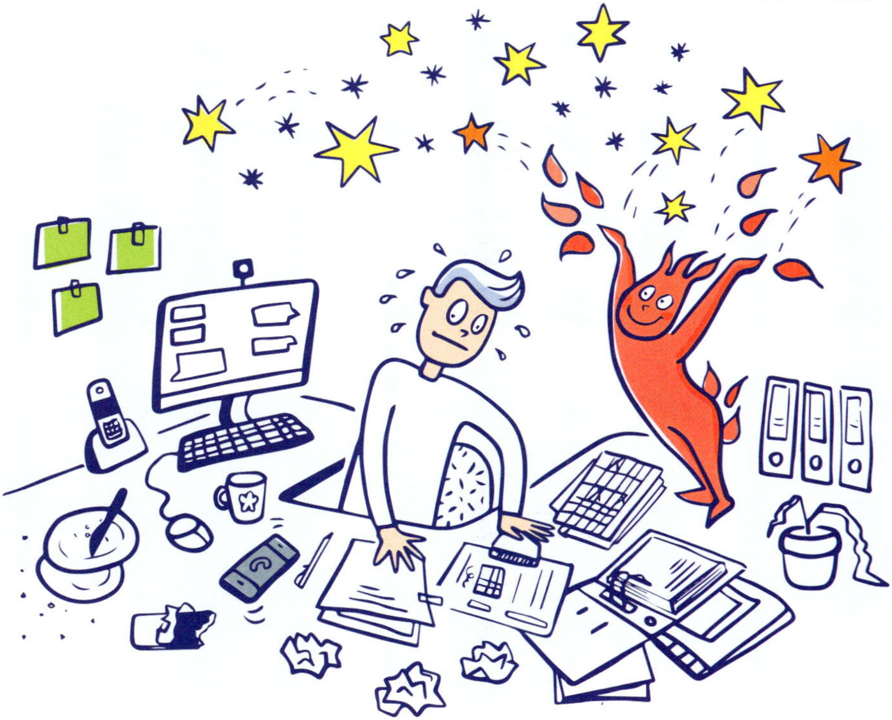

Das Burnout hat erkannt, dass Sie sich zu wenig um sich selbst kümmern. Und es kommt näher und wächst an Ihrem Bestreben, allen alles recht zu machen.

Und das ist gut so. Es zwingt Sie zunehmend, mehr auf sich selbst zu achten. Sie haben nur dieses Leben. Und da wäre es doch furchtbar, wenn Sie irgendwann sagen müssten: »Eigentlich habe ich nie gelebt. Ich war immer nur für die anderen da.«

Zusammenfassung

Sie fühlen sich schon seit längerer Zeit schlecht. Sie leiden an körperlichen Beschwerden und Erschöpfung, Schlaflosigkeit, Anspannung und Unruhe. Vielleicht trifft nur einiges auf Sie zu, vielleicht alles. Nehmen Sie diese Symptome ernst! Konsultieren Sie einen Arzt und schließen Sie organische Ursachen aus.

Machen Sie sich klar, dass ein Burnout nichts mit Faulheit oder Unfähigkeit zu tun hat. Ihre Symptome sind mit hoher Wahrscheinlichkeit der Versuch Ihres Körpers und Ihres Unterbewusstseins, Ihnen mitzuteilen, dass Sie sich überfordert und überlastet haben. Sie haben zu wenig auf Ihre Bedürfnisse gehört. Hören Sie auf die Hilferufe – und begeben Sie sich auf den Weg zu einem glücklicheren und erfüllteren Leben.

Zwei grundlegende Erkenntnisse

Bevor wir zu den konkreten Anleitungen kommen, lade ich Sie in diesem Kapitel auf zwei Wege ein, die Sie so in Ihrem Leben vielleicht noch nie »gegangen« sind.

Sie wollen zurück in Ihre Kraft? Dies erfordert die Aneignung energiebringender Verhaltensweisen und auch die Akzeptanz zweier grundlegender Überlegungen. Sie dürfen gespannt sein.

Weg 3: Sie sind wichtig!

Ich kann mir gut vorstellen, dass Sie von anderen geschätzt und respektiert werden. Wahrscheinlich haben Sie in Ihrem Leben schon vieles geschafft und zahlreiche Herausforderungen gemeistert. Also, warum etwas ändern, das sich bisher bewährt hat? Mit Disziplin muss es doch möglich sein, sich aus dieser gefühlten Antriebslosigkeit zu befreien. Bisher haben Sie doch alles geschafft, was Sie sich vorgenommen haben!

Doch je mehr Sie kämpfen, desto schwächer und gereizter werden Sie sich fühlen. Warum? Das Burnout kommt mit jedem Tag näher. Es gefällt ihm nicht, dass Sie so viel kämpfen. Sie zwingen sich Tag für Tag, Ihre Pflicht zu tun und in gewohnter Weise für alle da zu sein. Je mehr Sie sich anstrengen, desto größer wird die innere Unruhe und diese Schwere in Ihrem Körper.

Sie verstehen nicht, warum? Na, dann ändern Sie doch mal Ihre Blickrichtung. Schauen Sie zur Abwechslung doch mal auf sich.

Da ist es nun, Ihr Burnout. Erlauben Sie sich die Vorstellung, dass Sie es unbewusst zu Hilfe gerufen haben. Ihren neuen wachsamen Begleiter, der sich schwer wie Blei verzweifelt an Ihre Beine hängt, um Sie darauf aufmerksam zu machen, dass Sie für alle anderen da sind, nur nicht für sich selbst.

Unbewusst schützen Sie sich, und mit diesem Phänomen sind Sie nicht alleine. Immer mehr Menschen erleiden ein Burnout. Einer von diesen Menschen ist »Herr Fleißig«. Ihn gibt es nicht wirklich, aber es existieren zahlreiche Varianten von ihm.

Auch Herr Fleißig fühlt sich zunehmend ausgebrannt. Er arbeitet schon sein ganzes Leben gerne und viel. Aber in letzter Zeit bremst ihn etwas. Als ob ein unsichtbares Gewicht an ihm hinge. Wir wollen diese kraftraubende Last »Burn« nennen.

Tatsächlich hat Herr Fleißig schon viel zu lange seine eigenen Bedürfnisse unterdrückt und seinen gesunden Lebensweg verlassen. Da er seine Arbeit zu wichtig nimmt, als dass er seine leistungsorientierten Entscheidungen in Frage stellen könnte, sieht sein Unbewusstes nur eine Lösung: Es ruft Burn um Hilfe.

Mit aller Kraft versucht Herr Fleißig die körperlichen Warnungen, die ihm Burn schickt, zu ignorieren. Mit 150 Prozent Einsatz konzentriert er sich auf seinen Job, auf seine Kollegen, auf seinen Chef – nur nicht auf sich selbst und auf

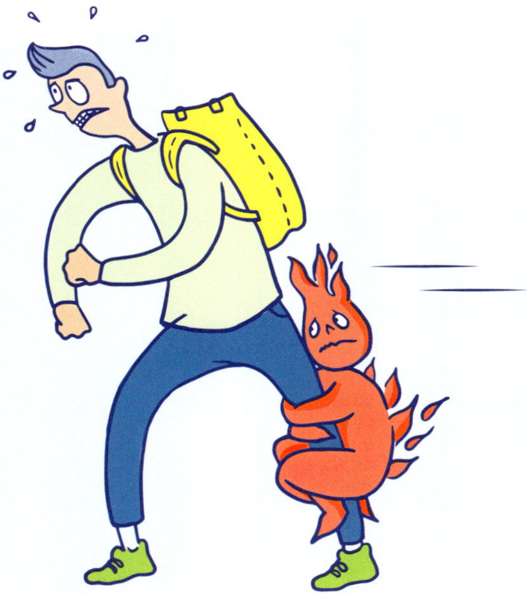

seine körperlichen Erstsymptome, wie Verspannungen, Magenprobleme und Kopfschmerzen.

Sie müssen wissen, Herr Fleißig ist ein Kämpfer. Doch zu seinem Entsetzen freut er sich inzwischen immer weniger auf seine Arbeit. Immer öfters quält er sich morgens nach einer viel zu kurzen Nacht aus dem Bett. Doch auch Burn ist ein Kämpfer. Schließlich ist er ja Herrn Fleißigs Freund. Und darum will er ihn nicht im Stich und schon gar nicht in sein Verderben rennen lassen. Immer fester klammert er sich an seine Beine und bremst ihn mit immer stärker werdenden Symptomen, wie Schlafstörungen, Konzentrationsstörungen, Bluthochdruck und Tinnitus.

Da Herr Fleißig sich aber für zu wichtig hält, um sich durch seinen Leidensdruck ausbremsen zu lassen, richtet es sich Burn bei ihm häuslich ein. Burn ist fest dazu entschlossen, Herrn Fleißig zu retten. Und wenn er ihn für seine Rettung zum Stillstand zwingen muss.

Lassen Sie uns eine Minute innehalten und nachdenken. Wäre es nicht viel besser für Herrn Fleißig, wenn er seinen Blick von den anderen auf sein eigenes Wohlbefinden richtete? Dann würde er erkennen, dass er dabei ist auszubrennen.

Wahrscheinlich leichter gesagt als getan. Den meisten Menschen fällt es äußerst schwer, sich selbst wichtiger zu nehmen und sich Zeiten mit Familie und Freunden und Phasen der Ruhe zuzugestehen. Dies liegt an unbewussten Glaubenssätzen, die man sich irgendwann, meist bereits in der Kindheit, angeeignet hat.

Erlauben Sie sich einmal folgenden Glaubenssatz:

Ich bin wichtig!

Niemand profitiert von Ihnen, wenn Sie ausbrennen und kraftlos werden. Ohne Kraft sind Sie für andere keine Hilfe mehr. Was aber noch wichtiger ist: Sie müssen nicht für andere da sein, sondern vor allem für sich selbst. Ihre Bedürfnisse sind nicht weniger bedeutend als die ihrer Familie, Kollegen oder sonstiger Menschen. Sie sind wichtig!

Methode zur Kraftgewinnung:

Ich empfehle Ihnen, jedes Mal, wenn Sie durch eine Tür gehen oder eine bestimmte Handlung Ihrer Wahl durchführen, sich zu sagen: »Meine Bedürfnisse sind mir wichtig!«
Trainieren Sie Ihr Gehirn.
Nach einer gewissen Anzahl von Türen und Tagen werden Sie tatsächlich beginnen, sich mehr um sich selbst zu kümmern.

Weg 4: Schließen Sie Freundschaft

Viele Betroffene wünschen sich eine Tablette oder eine Hypnose, um von ihren Symptomen erlöst zu werden. Und nur wenige sind bereit, ihre Verhaltensmuster und Glaubenssätze infrage zu stellen. In Erstgesprächen höre ich oft solche Sätze:

»Ich kann mir nicht vorstellen, dass mein Kopfweh und meine Rückenprobleme psychische Ursachen haben sollen.«

»Ich bin nur hier, weil mich meine Frau geschickt hat.«

»Ich bin verzweifelt, weil mir die Tabletten leider nicht geholfen haben. Jetzt sitze ich halt hier bei Ihnen.«

»Machen Sie bitte schnell, damit ich bald wieder in den Job zurückkann. Wichtige Projekte warten auf mich!«

»Ich habe eigentlich keine Zeit für das hier. Ich habe viel zu viel zu erledigen in der Firma. Leider fehlt mir derzeit dazu die Kraft.«

»Wie lange wird es dauern?«

»Kriegen wir das mit einer Hypnosesitzung hin?«

Viele denken, Burnout sei wie eine Grippe, die man mit Tabletten heilen kann. Ein Virus, das man mit allen Mitteln bekämpfen muss, um möglichst rasch wieder die Kontrolle über sein Leben zu erlangen. Doch mit dieser Einstellung werden Sie dem Burnout nicht entkommen. Jedenfalls nicht langfristig. Denn ein Burnout kommt nicht aus dem Nichts.

Je mehr Sie Ihr Burnout bekämpfen, desto zäher wird es an Ihnen kleben. Je mehr Sie versuchen, es mit Kraftanstrengung, Disziplin und Selbstbeherrschung in Schach zu halten, desto mehr wird es Sie bewegungsunfähig machen.

Und wieso hilft Ihnen hier Ihr Kampfgeist nicht weiter? Das Problem ist, dass Sie das Burnout als Ihren Feind betrachten. Sie möchten es so schnell wie möglich wieder loswerden.

Und jetzt halten Sie sich fest. Ich behaupte das Gegenteil: Burnout ist NICHT Ihr Feind. Burn ist ein Teil von Ihnen, der Ihnen durch die körperlichen Symptome bewusst geworden ist. Ein verdrängter Anteil, der wahrscheinlich schon lange versucht, Sie in eine gesündere und glücklichere Richtung zu lenken.

Erinnern Sie sich? Burn klammert sich mit seinem ganzen Gewicht an Herrn Fleißig. Er macht sich schwer und nimmt Herrn Fleißig all seine Leichtigkeit.
Und all dies tut er aus einem Grund: Er wünscht sich so sehr, dass Herr Fleißig endlich wieder mehr auf sich selbst ach-

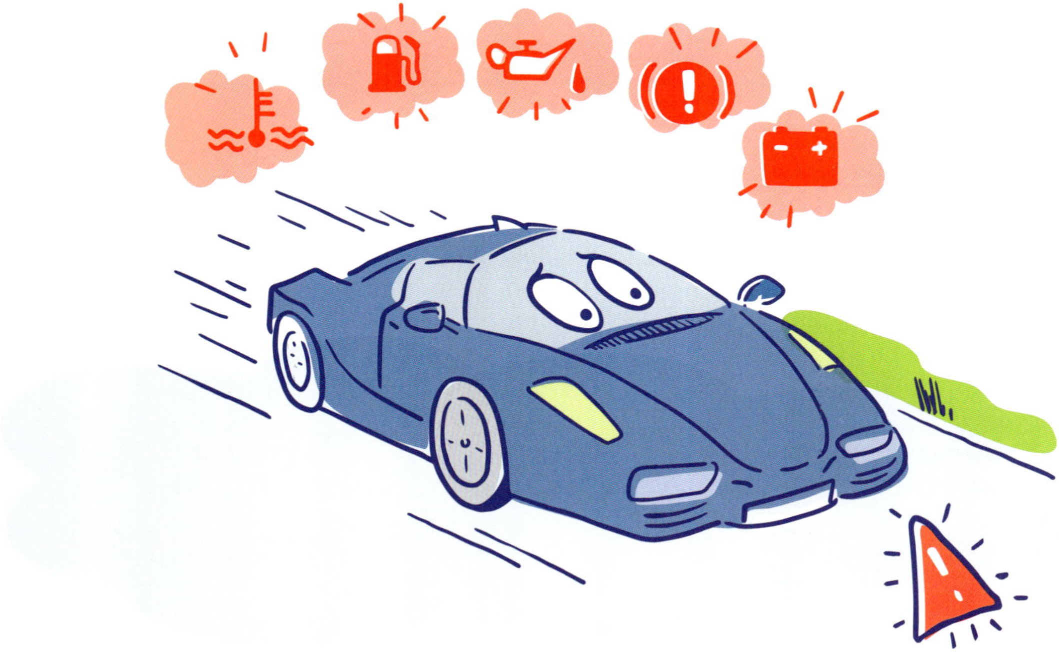

tet. Sie müssen wissen, die Gesundheit vom Herrn Fleißig ist Burn sehr wichtig. Und anscheinend braucht Herr Fleißig Burn, um zu erkennen, dass er selbst genau der Mensch ist, auf den er am besten aufpassen sollte.

Ihre Erschöpfung ist ein Hilfeschrei Ihres Unbewussten. Wenn es Ihnen schwerfällt, das zu akzeptieren, passen Sie hervorragend in das »normale« Verhaltensmuster von Personen, die unter einem Burnout leiden. Es fällt unendlich schwer, anzunehmen, dass man das eigene Leid selbst verursacht hat. Wenn schon jemand schuld sein muss, dann doch bitte die anderen. Oder zumindest der Körper.

Ändern Sie Ihre Verhaltensweisen. Ändern Sie Ihre Art, durchs Leben zu gehen. Sie schaffen das.

Stellen Sie sich einmal vor, Sie seien ein Auto. Sie können sich natürlich ihre Lieblingsmarke aussuchen. Ein Gefährt, welches besonders gut zu ihnen passt, Ferrari, Lamborghini – was Sie möchten. In der Vergangenheit waren Ihre Fahreigenschaften 1a. Da gab es so gut wie nie etwas zu bemängeln. Sie sind unterwegs mit maximaler Beschleunigung. Weil Sie über einen leistungsfähigen Motor verfügen, war Ihnen kein Weg zu weit. Sie sind immer ans Ziel gekommen. Auf Sie ist Verlass!

Doch in letzter Zeit leuchten die Anzeigen auf Ihrer Armatur immer häufiger auf. Ein Kontrolllicht will Sie auf etwas Wichtiges hinweisen: »Achtung, mein Freund! Pass auf! Uns geht das Öl aus. Wenn du nicht vom Gas runtergehst, besteht die Gefahr eines Motorschadens. Ich mache mir Sorgen um uns …«

Seien Sie dankbar! Wenn die Kontrollleuchte (vielleicht war es Burn) Sie nicht gewarnt hätte, hätten Sie so weitergemacht wie bisher. Ein Motorschaden bzw. völliger Stillstand wäre die Folge gewesen.

Wenn Sie Ihre Bedürfnisse ignorieren, oder gar bekämpfen, dann werden Burns Hilfeschreie umso lauter werden und Ihre körperlichen Symptome umso schlimmer. Burn ist Ihr Freund! Er will, dass es Ihnen gut geht. Sie müssen ja nicht alle 12 Phasen eines Burnouts bis zur völligen Erschöpfung durchmachen, oder? Sie können bereits jetzt auf Ihren Freund Burn hören und dankbar sein für seine Warnungen und Ihre Prioritäten ändern.

Vielleicht zweifeln Sie noch etwas, inwieweit Ihnen das helfen soll? Wenn Sie Ihren Leidensdruck als Ihren Feind sehen, dann bekämpfen Sie ihn. Kampf bedeutet Stress. Ihr Körper schüttet Adrenalin und weitere Stresshormone aus. Was dazu führt, dass Sie noch schneller ausbrennen und sich für ihre »Schwäche« immer weniger leiden können.

Entspannen Sie sich. Es ist keine dauerhafte Schwäche, die Sie da spüren. Es ist Burn, Ihr Freund! Burn ist ab sofort für Sie da und hilft Ihnen, sich wieder zu fühlen und wichtig zu nehmen.

Zusammenfassung

Sie haben hohe Anforderungen an sich selbst. Von anderen Menschen werden Sie als verlässlich und überwiegend als gebend wahrgenommen. In letzter Zeit lassen Ihre Kräfte jedoch nach. Aufgrund Ihrer bisherigen Entscheidungen haben Sie sich vielleicht unbewusst in ein Burnout gesteuert.

Die gute Nachricht ist: Sie sitzen nach wie vor am Steuer Ihres Lebens! Um wieder in die Leichtigkeit zu kommen, ist es wichtig zu verstehen, dass Sie selbst zu Ihrem Burnout beigetragen haben. Sie denken zu viel an die anderen und zu wenig an sich selbst.

Ändern Sie Ihre Prioritäten. Ab sofort sind Sie wichtig! Erst kommen Ihre Gesundheit und Ihr Wohlbefinden, dann kommen die anderen. Wenn Sie sich nicht um sich selbst kümmern, werden Sie krank. Ihr Unbewusstes will Sie mit körperlichen Symptomen darauf aufmerksam machen, dass Sie den Kontakt zu Ihrem Inneren verloren haben. Sehen Sie das Burnout als Freund, dem Ihr Wohlergehen am Herzen liegt. Achten Sie wieder auf Ihre Bedürfnisse.

Energiezufuhr durch Verhaltensänderung

In diesem Kapitel wollen wir uns konkrete Verhaltensänderungen ansehen, die dazu führen können, dass Sie in Ihrem Alltag wieder mehr Energie und Kraft und so auch mehr Lebensfreude verspüren.

Jede Autofahrerin und jeder Autofahrer weiß: Wenn das Öl knapp wird und das Kontrolllicht aufleuchtet, dann muss man so rasch wie möglich etwas unternehmen. Die Warnung zu ignorieren, ist keine gute Idee. Ansonsten droht ein Motorschaden. Wahrscheinlich würden auch Sie schnellstmöglich halten und sich um Ihr Auto kümmern.

Nun frage ich Sie: Wieso tun Sie das für Ihr Auto, aber nicht für sich selbst? Sind Sie nicht wichtiger als Ihr Auto? Halten Sie inne und gönnen Sie sich Gutes, damit Sie Ihre Fahrt des Lebens wieder leicht und geschmeidig genießen können. Die folgenden Wege zeigen Ihnen Tipps und Tricks, wie Sie neu auftanken und energieraubende Verhaltensweisen ablegen können.

Weg 5: Neustart

Vielleicht haben Sie schon bei sich beobachtet, dass Sie gerne vieles anfangen und gerne mehrere Aufgaben gleichzeitig bearbeiten. Während Sie in der Firma in einem Meeting ein aktuelles Thema diskutieren, versuchen Sie, in Gedanken schon die nächsten Probleme zu lösen. Während Sie am Schreibtisch Ihre Analyse machen, geht Ihnen schon der Wocheneinkauf für die Familie durch den Kopf. Und wenn Sie dann die Einkaufsliste für den Wocheneinkauf machen, drehen sich Ihre Gedanken vielleicht schon um die Herausforderungen am morgigen Tag. Und alles geschieht unter Zeitdruck. Sie sind ein gehetzter Meister des Multitasking und stolz darauf, immer alles im Blick und im Griff zu haben.

Das klingt erst einmal gut, ist es aber nicht. Denn – und das ist das eigentliche Problem – Sie kommen zunehmend mit keiner einzigen Aufgabe im gewünschten Tempo voran oder überhaupt zurande. Nicht nur das, Sie leiden unter immer stärkeren Konzentrationsproblemen. Auch Ihr Gedächtnis funktioniert nicht mehr so wie früher.

Und warum ist das so? Weil Sie Ihrem Gehirn zu lange zu viel auf einmal zugemutet haben. Ständig konfrontieren Sie sich mit neuen Problemen und Aufgaben. Ihr Gehirn läuft tagsüber und zunehmend auch in der Nacht auf Hochtouren, ohne Ruhephasen und Zeit zum Runterkommen.

Diese ständige Aktivierung macht ihr Gehirn geradezu süchtig »nach mehr«, was dazu führt, dass es immer häufiger auf Hochtouren läuft. Ihr Gehirn ist es gewohnt, maximal stimuliert zu werden, und verlangt Nachschub. Es erzeugt Gefühle, die Sie daran hindern, sich um sich selbst zu kümmern und innezuhalten. Wenn Sie sich ausruhen, haben Sie ein schlechtes Gewissen oder verspüren gar eine innere Langweile und Leere. Nichtstun macht Sie unruhig.

Ihr Gehirn hat verlernt, sich auszuruhen.

Aber so, wie der Akku Ihres Handys regelmäßig aufgeladen werden muss, sind Ruhephasen auch sehr wichtig für

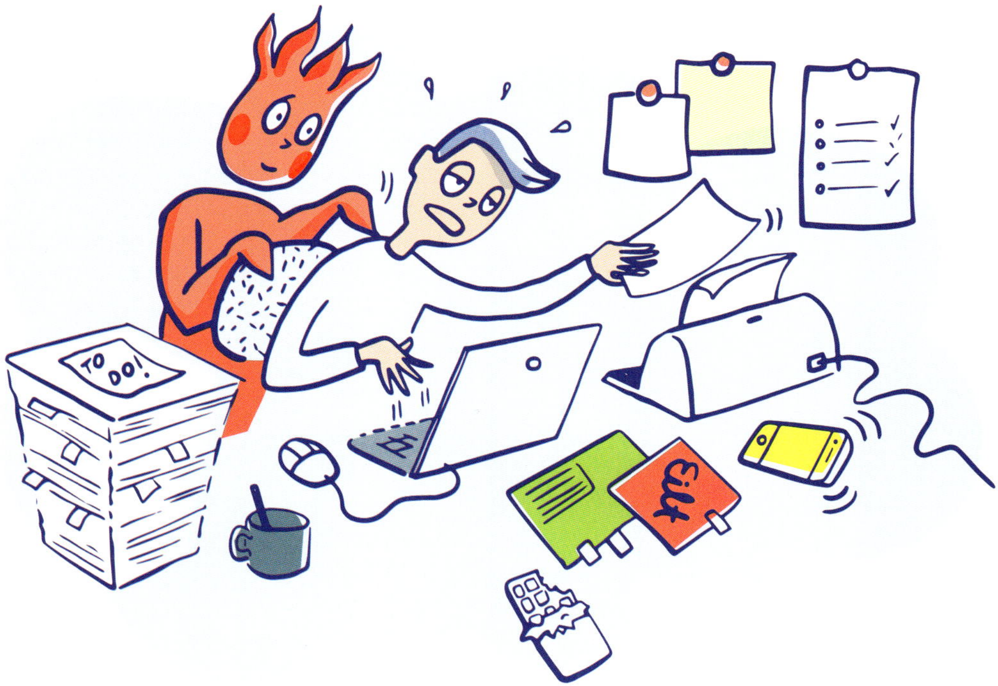

das einwandfreie Funktionieren unseres Gehirns.

Wenn Sie zu viele Apps gleichzeitig auf Ihrem Handy laufen lassen, wird es heiß. Je mehr Ihr Handy aufgrund der zahlreichen Hintergrundprozesse belastet ist, desto heißer läuft der Akku und desto langsamer und fehleranfälliger laufen die einzelnen Apps.

Es dauert nicht lange und Sie fangen an, sich über Ihr armes Handy zu ärgern. Da es zu viele Prozesse auf einmal durchführen muss, droht der Totalausfall. Man könnte auch sagen: Ihr Handy befindet sich auf dem Weg ins Burnout. Irgendwann geht dann gar nichts mehr und Sie müssen es neu starten. Durch den Neustart werden zahlreiche Prozesse beendet. Das Gerät kann sinnbildlich wieder durchatmen. Sie schließen Ihr Handy an die Steckdose an und schon bald ist es wieder voll funktionstüchtig. Die Temperatur des Akkus reduziert sich wieder auf ein gesundes Niveau. Alles läuft bestens, ich gratuliere Ihnen! Sie haben Ihr Handy vor dem Burnout gerettet!

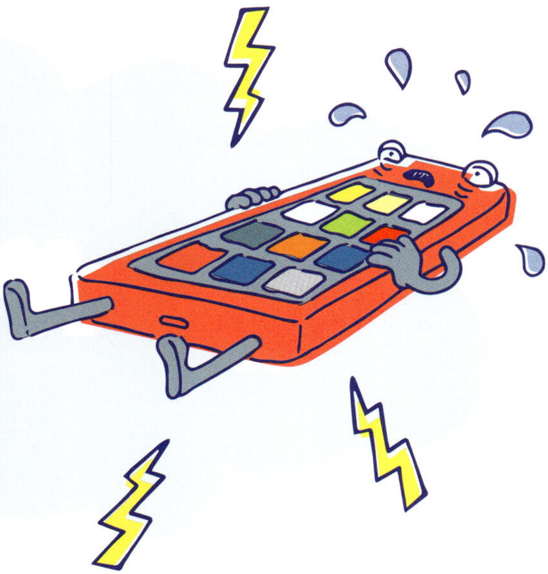

Sind auch Sie bereit, sich selbst runterzufahren, um neu durchzustarten? In Ihrem Gehirn laufen viel zu viel Gedanken gleichzeitig ab. Gönnen Sie sich einen Neustart und reduzieren Sie Ihre momentanen Verpflichtungen.

Wie das geht? Am besten nehmen Sie sich umgehend eine Auszeit. Nehmen Sie ein paar Tage Urlaub. Besser noch ein oder zwei Wochen, in denen Sie für Ihre Firma unerreichbar sind. Schnappen Sie sich Ihre Liebsten und genießen Sie die Kraft der Natur. Jeder verfügt über Selbstheilungskräfte. Aktivieren Sie diese, indem Sie Ihre Apps schließen und Kraft tanken. Laden Sie Ihre Energiereserven neu auf. Und sagen Sie jetzt nicht: »Das geht nicht«, weil Ihre Arbeit so wichtig ist. Ja, Sie haben sicher recht, Ihre Arbeit ist wichtig.

Viel wichtiger jedoch sind – Sie!

Weg 6: Holen Sie den Spaß zurück in Ihr Leben

Damit Ihr Handy nach dem Neustart möglichst lange funktioniert, ist es ratsam, in Zukunft nicht mehr zu viele Apps auf einmal zu starten und darauf zu achten, welche besonders viel Energie verbrauchen, damit der Akku nicht gleich wieder komplett leergesaugt wird.

Achten Sie nach demselben Prinzip bei sich selbst darauf, was Ihnen Energie bringt und wo Sie welche verlieren. Fragen Sie sich: »Welche Apps brauche ich wirklich? Und welche belasten nur unnötig meinen Akku und Speicher?« Schließlich möchten Sie sich nach einem erfolgreichen Neustart und energiebringender Aufladung nicht erneut überfordern und »ausbrennen« lassen.

Ab sofort achten Sie auf Ihren Akku! Was für das Handy die Steckdose ist, ist für Sie alles, was Ihnen Spaß macht. Wollen Sie sich wieder leichter freuen können? Dann beginnen wir jetzt mit dem Training.

Schatzkiste der Freude

Sie haben es vielleicht vergessen, aber Sie verfügen über eine Schatzkiste. Nein, keine voll Gold. Diese Kiste ist randvoll gefüllt mit Ihren Fähigkeiten, mit deren Hilfe Sie so vieles in Ihrem Leben geschafft haben, und mit Tätigkeiten, die Ihnen Freude bereiten.

Entdecken Sie Ihre Schatzkiste der Freude neu. Achten Sie auf alles, was Ihnen guttut, und vermeiden Sie möglichst alles, was Sie unnötig Energie kostet, wie zum Beispiel belastende Nachrichten aus anderen Teilen der Welt. Öffnen Sie Ihre Schatzkiste, befüllen Sie diese neu und lassen Sie wieder Leichtigkeit in Ihr Leben.

Schritt 1

Denken Sie nach: Was sind die Dinge, die Ihnen Freude bereiten? Sport? Ein Essen mit Freunden? Ein Spaziergang? Ein schönes warmes Wannenbad? Ein Cafébesuch mit Ihrer besten Freundin? Ein ruhiger Abend mit einem schönen Buch? Ein Besuch in der Therme? Eine Radtour? Ein romantischer Abend zu zweit?

Listen Sie Ihre »Spaß-Aktivitäten« in der linken Spalte der folgenden Tabelle (Seite 28) auf. Je mehr Punkte Sie anführen können, desto besser.

Falls Ihnen zunächst wenig einfällt, was Ihnen zurzeit Spaß macht, kann das durchaus mit dem Burnout zu tun haben. Geben Sie aber nicht auf: Überlegen Sie bitte, was Ihnen früher einmal Freude bereitet hat. Denken Sie an Aktivitäten, bei denen Sie sich gut gefühlt haben, oder an Personen, die Sie zum Lachen gebracht haben.

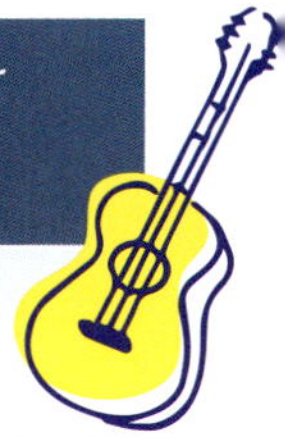

Menschen, Tätigkeiten und Dinge, die mir Kraft geben	Datum und Uhrzeit der Wiederaufnahme

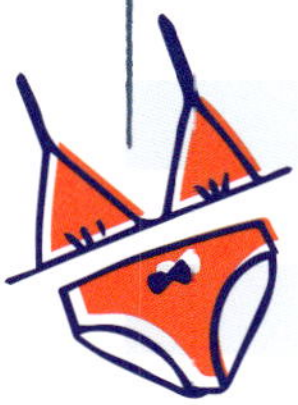

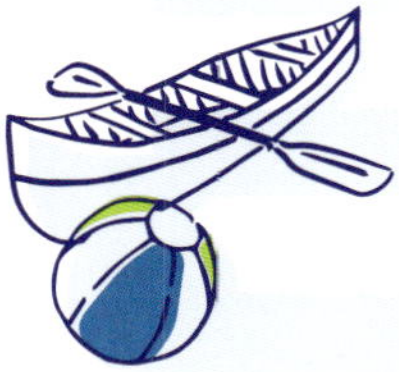

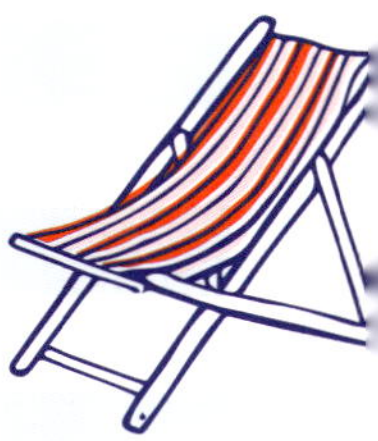

Vielleicht gibt es auch noch unerfüllte Träume, Dinge, für die Sie nie Zeit gefunden haben? Wollten Sie schon immer mal den Elbradweg fahren? Den Jakobsweg gehen? Selber ein Kanu bauen? Oder ein Baumhaus? Ein Buch schreiben? Ein Instrument lernen? In einem Chor mitsingen? Bei einem Ironman mitmachen? Bogenschießen erlernen? Vielleicht wollen Sie schon lange einmal bei einer Laienbühne mitspielen, einen YouTube-Kanal aufbauen oder sich auf andere Art und Weise kreativ verwirklichen. Vielleicht schlummern in Ihnen Talente, die nur darauf warten, entdeckt zu werden. Überlegen Sie, welche Aktivitäten und Unternehmungen Ihnen Freude bereiten könnten, obwohl Sie sie vielleicht noch nicht ausprobiert haben.

Listen Sie alles auf, was Ihnen einfällt, auch wenn Sie sich derzeit über nichts freuen können. Es ist jetzt wichtig, dass Sie Ihre negativen Gedanken und destruktiven Verhaltensmuster stoppen und Ihre Aufmerksamkeit auf das Positive um Sie herum richten.

Wenn Sie sich derzeit in einer depressiven Episode befinden, werden Sie vielleicht einwenden, es gebe nichts Positives in Ihrem Leben. Doch seien Sie sicher: Es gibt viel Schönes. Sie haben nur verlernt es wahrzunehmen.

Schritt 2
Nachdem Sie ausführlich in Ihrer Schatzkiste gewühlt haben und hoffentlich zahlreiche Dinge gefunden haben, die Ihnen Spaß machen oder zumindest früher einmal Freude bereitet haben oder in der Zukunft Spaß machen könnten, wenden Sie sich jetzt der rechten Spalte zu.

Schreiben Sie zu jedem Schatz ein Datum mit Uhrzeit, wann Sie diese Tätigkeit (wieder) in Ihr Leben aufnehmen werden.

Achtung: Vermeiden Sie dabei schwammige Formulierungen wie »morgen Nachmittag« oder »nächste Woche«. Es ist wichtig, dass Sie sich einen konkreten Zeitpunkt vorgeben. Sonst besteht die Gefahr, dass Sie andere Dinge wieder wichtiger nehmen als sich selbst.

Tun Sie etwas für sich. Ich würde eine Menge Geld darauf wetten, dass Sie das schon lange nicht mehr getan haben. Wann haben Sie das letzte Mal spontan etwas unternommen? Wann haben Sie das letzte Mal Sport getrieben, einen schönen Waldspaziergang genossen, ein Konzert besucht oder sind tanzen gegangen? Und was ist mit Ihren Hobbys passiert? Vielleicht gibt es da doch das eine oder andere, was in den letzten Jahren viel zu kurz gekommen ist. Pflegen Sie Ihre Freundschaften? Und ich meine hier nicht ihre »Freunde« aus der Firma. Ihre Kollegen stehen immer mit der stresserzeugenden Arbeit in Verbindung. Greifen Sie zum Handy und beleben Sie Ihre Freundschaften neu! Vielleicht ist genau jetzt dafür der richtige Moment.

Wühlen Sie in Ihrer Schatzkiste und holen Sie einen Schatz nach dem anderen hervor. Sie werden überrascht sein, wie gut Ihnen das tut.

Aus Schwer mach Leicht

Wahrscheinlich fällt es Ihnen anfangs eher schwer, sich Zeit für solche scheinbar »unwichtigen« Dinge zu nehmen. Womöglich haben Sie bereits verlernt, Zeit allein, mit Ihren Freunden oder Ihrem Lebenspartner einfach zu genießen.

Die gute Nachricht: So wie Sie durch zu viel Stress und Grübeln verlernen, Freude zu verspüren und Ihre Gedanken abzuschalten, können Sie diese Fähigkeiten wieder neu erlernen. Das Gehirn ist anpassungs- und lernfähig.

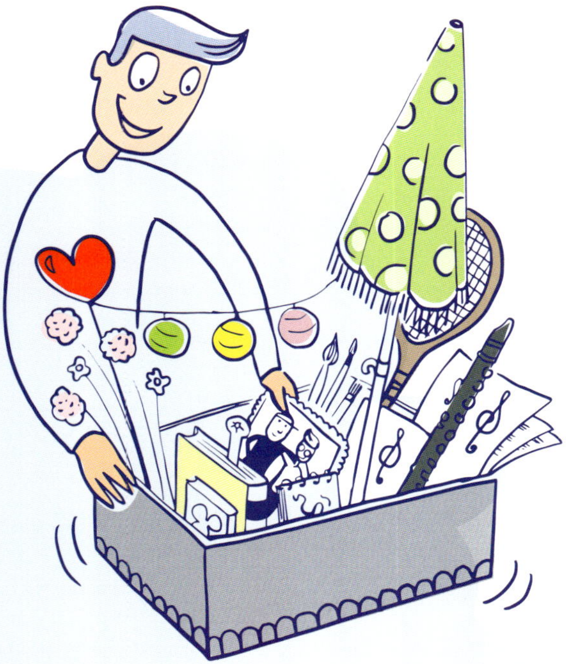

Nutzen Sie diese fantastische Möglichkeit und trainieren Sie Ihr Glücksempfinden. Je öfter Sie positiv denken und mit diesen Gedanken gute Gefühle erzeugen, desto leichter werden Sie in Zukunft positiv denken und umso besser werden Sie sich fühlen.

Vermutlich haben Sie derzeit viel Übung im negativen Denken und viel zu wenig im positiven Denken. Achten Sie auf Ihre Gedanken! Wahrscheinlich ist Ihnen gar nicht bewusst, wie oft Sie negativ denken. Wie oft Sie sich »zur Sicherheit« auf alle möglichen Schreckensszenarien vorbereiten, anstatt vom Positiven auszugehen. Ändern Sie das. Und Ihr Gehirn wird sich ändern, da neue neuronale Verbindungen entstehen.

Treffen Sie sich mit Ihrer Lebenspartnerin oder Ihrem -partner. Verbringen Sie eine schöne Zeit mit Ihren Freunden und beleben Sie Ihre Hobbys. Auch wenn Sie sich anfangs dazu zwingen müssen und es Ihnen im ersten Moment noch nicht wirklich Freude bereitet. Bleiben Sie dran. Geben Sie Ihrem Gehirn die Chance, jene »Verkabelungen« besser auszubauen, die zu mehr Kraft und erhöhter Endorphinausschüttung führen. Erlauben Sie sich, ab sofort wieder, Freude zu empfinden.

All die Dinge, die Ihnen einmal Spaß gemacht haben, sind wertvolle Schätze in

Ihrem Inneren, die nur darauf warten, von Ihnen wieder entdeckt zu werden. Öffnen Sie Ihre Schatzkiste und Ihr Innerer Reichtum wird Sie zurück in Ihre Kraft führen.

Schenken Sie sich Zeit für eine glücksbringende Veränderung. Und die Leichtigkeit ist schon bald mit Ihnen.

Weg 7: Lernen Sie, Nein zu sagen

Ich vermute, Sie gehören zu jenen Menschen, die sich sehr für andere einsetzen und nur selten jemandem etwas abschlagen. Darüber hinaus gehe ich davon aus, dass Sie generell viel Engagement zeigen, Perfektion Ihnen wichtig ist und Sie (zumindest unbewusst) dazu neigen, mit Ihrem Einsatz andere beeindrucken zu wollen.

Ohne sich dessen bewusst zu sein, geben Sie dadurch Ihrer Umwelt Macht über sich. Da Sie nur sehr selten Nein sagen und es Ihnen wichtig ist, was andere über Sie denken, macht die Anerkennung anderer Sie glücklich. Bekommen Sie keine Anerkennung, sind Sie unglücklich. Folglich legen Sie es in die Hand Ihrer Mitmenschen, Ihr Tun als gut oder schlecht zu bewerten. Sie wollen gefallen und mit Ihrer Leistung glänzen. Es ist Ihnen wichtig, von anderen als fleißig und kompetent bewertet zu werden.

Indem Sie alles tun, um die Erwartungshaltung ihrer Mitmenschen zu erfüllen, geben Sie Macht über Ihr Wohlbefinden ab, und diese Machtlosigkeit führt Sie auf

Tipps

- Spielen Sie typische Gespräche, in denen jemand etwas von Ihnen haben möchte, im Gedanken durch und sagen Sie dabei laut: »Nein!«
- Üben Sie mit jemandem folgendes »Nein-sagen-Spiel«:
  - Sie setzen sich Ihrem Partner oder Ihrer Partnerin gegenüber. Zwischen Ihnen steht ein robuster Sessel. Auf den legen Sie ein dickes Polster.
  - Nun ruft Ihr Gegenüber laut: »Ja!« und haut gleichzeitig auf das Polster.
  - Dann rufen Sie, so laut Sie können, »Nein« und hauen ebenfalls auf das Polster.
  - Wiederholen Sie dies einige Male. Auch wenn es vielleicht lächerlich klingt. Es ist lustig und wirkt Wunder, da Ihr ganzer Körper dabei lernt, Nein! zu sagen.

lange Sicht in eine Art Ohnmacht oder Erschöpfung.

Lernen Sie bei sich zu bleiben und Nein zu sagen. Die Meinung anderer ist nicht immer wichtig. Viel wichtiger ist, dass Sie lernen, Dinge abzulehnen, die Ihnen zu viel sind oder die Sie nicht tun wollen. Am Anfang ist das nicht einfach, und Leute werden vielleicht irritiert reagieren, weil sie das von Ihnen nicht gewohnt sind. Lassen Sie sich nicht beirren. Hören Sie auf Ihre Bedürfnisse und bleiben Sie sich treu.

Weg 8: Finden Sie die Ursachen für Ihren Kraftverlust

Wenn Sie ein Problem beheben möchten, ist es wichtig, die Ursachen für dessen Entstehung zu identifizieren. Genauso verhält es sich auch beim Burnout. Leider versuchen Menschen, die gerade ausbrennen, meistens, diese Ursachensuche zu vermeiden. Wie schon gesagt, ignorieren viele die Warnsignale ihres eigenen Körpers. Sie sehen ihre angeschlagene Psyche und den Verlust ihrer Gesundheit als eine vorübergehende Schwäche, die sie nur mit Einsatz all ihrer Kräfte besiegen können. Und wenn das nicht mehr klappt, kleben sie einfach ein Pflaster über die blinkenden Warnleuchten ihres Körpers, indem sie zu Tabletten greifen. Was auf Dauer natürlich nicht hilft.

Doch da der Geist einen gesunden Körper braucht, funktioniert diese Taktik nur so lange, bis der Körper durch zahlreiche Leiden die erschöpfte Person schließlich zum Stillstand zwingt. Ein schleichender Prozess, der langsam, aber sicher auf ein Burnout zuführt. Es sei denn, Sie suchen und beseitigen die stresserzeugenden Ursachen.

Wer weiß, wie lange Sie schon Ihre Warnsignale ignoriert haben? Konzentrationsstörungen, depressive Phasen, Schlafstörungen, höhere Infektanfälligkeit und vielleicht auch schon somatische Beschwerden wie Magen- und Darmirritationen. Oder Sie leiden zunehmend an Rücken- oder Kopfschmerzen.

Ich möchte an dieser Stelle betonen, dass Medikamente aus meiner Sicht wichtig sind und ihre Berechtigung haben. Sie können Beschwerden mildern und schon das verhilft zu mehr Lebensqualität. Allerdings sollten Sie nicht das erste und alleinige Mittel zur Selbsthilfe sein. Denn wenn Sie Ihr Problem mit Medikamenten stummschalten, lösen Sie es nicht.

Gehen Sie in sich und suchen Sie die Ursachen – am besten mit der Unterstützung eines Psychologen oder Psychotherapeuten. Wann oder wo genau ist Ihnen Ihre Kraft abhandengekommen? Wieso war Ihnen die Firma am Wochenende meist wichtiger als Ihre Freunde? Wieso erzeugen Dinge heute Unlust oder gar Stress, die Ihnen früher Freude gemacht haben? Wo ist die schöne Zeit mit Ihrem Lebenspartner geblieben? Wann haben Sie sich in Ihrer Beziehung das letzte Mal gesagt, dass Sie sich lieben? Wann haben Sie das letzte Mal so richtig herzlich gelacht?

Ursachen für Ihren Kraftverlust

Schritt 1: Erstellen Sie sich eine Liste (eine Vorlage finden Sie auf Seite 34) mit Tätigkeiten, die Sie Kraft kosten.

Tipp

Seien Sie bei der Auflistung präzise. Listen Sie z. B. als energieraubende Tätigkeit nicht einfach nur »die Arbeit« auf. Was genau kostet im Job Ihre Kraft – die Arbeitszeiten, ein bestimmter Kollege, eine bestimmte Tätigkeit, das Führungsverhalten des Chefs ...?
Wenn Sie die Tätigkeiten, die Ihre Energie fressen, sehr genau beschreiben, wird es Ihnen leichter fallen, etwas zum Positiven zu verändern. Überlegen Sie, welche Energiefresser Sie delegieren können, wo es an der Zeit wäre, Nein zu sagen. Wo geben Sie anderen Menschen zu viel Macht über sich, weil ihre Anerkennung Ihnen so wichtig ist?

Schritt 2: Überlegen Sie sich Möglichkeiten, den Energieverlust zu beenden oder zumindest zu reduzieren.

Schritt 3: Setzen Sie sich für diese Verhaltensänderungen ein konkretes Datum.

Weg 9: Ordnen Sie Ihre Prioritäten neu!

Leben Sie, um zu arbeiten? Oder arbeiten Sie, um zu leben? Erstellen Sie eine Top-Ten-Liste (Vorlage auf Seite 35) von Menschen und Dingen, die Ihnen wichtig sind. Bitte füllen Sie die Liste vollständig aus, bevor Sie weiterlesen. Sonst verliert diese Übung an Aussagekraft.

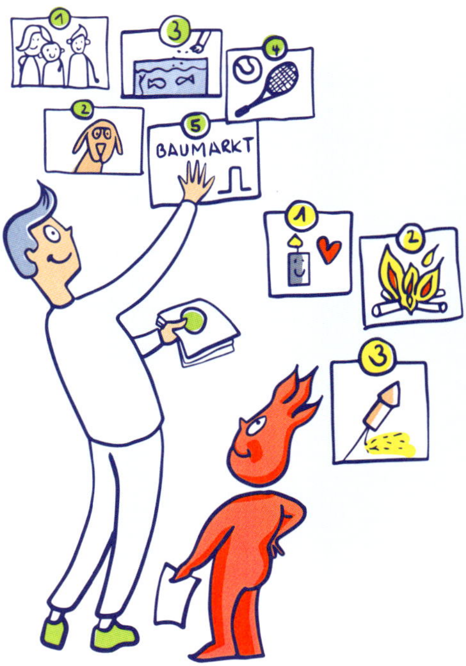

Kraftfresser	Änderungen, die mir Kraft geben	Datum

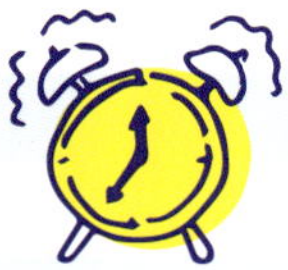

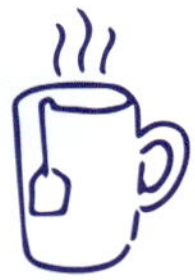

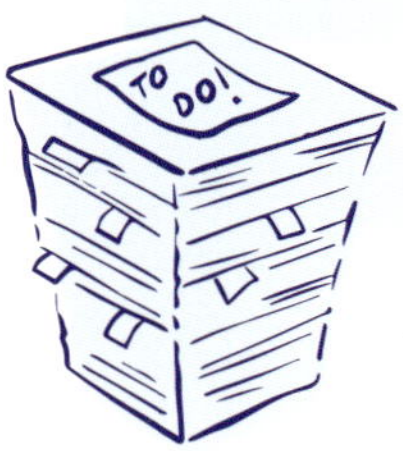

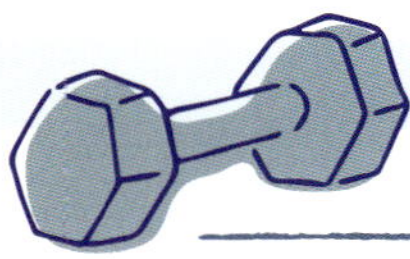

Menschen und Dinge, die mir wichtig sind

1

2

3

4

5

6

7

8

9

10

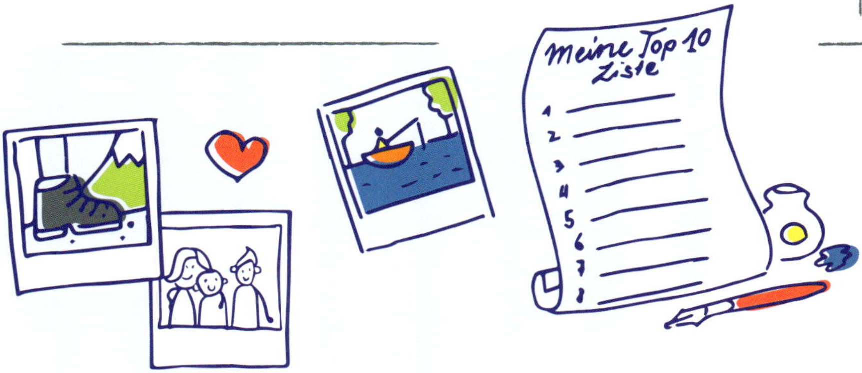

Nun kommt die entscheidende Frage:

An wievielter Stelle kommen SIE auf dieser Liste?

Kommen Sie überhaupt vor auf dieser Liste von Menschen und Dingen, die Ihnen wichtig sind und die Sie lieben?

Sollten Sie jetzt etwas überrascht, oder gar schockiert sein, ist das ein gutes Zeichen. Vielleicht erkennen Sie jetzt die dringende Notwendigkeit, die Prioritäten in Ihrem Leben zu ändern.

Sie sind wichtig!

Lassen Sie uns eine weitere Übung machen, die Ihnen helfen soll, wieder mehr Freude im Leben zu verspüren. Wenn Sie für den Rest Ihres Lebens auf einer Insel leben müssten, welche fünf Dinge oder Menschen würden Sie wohl dorthin mitnehmen?

Fertig? Und nun versetzen Sie sich mal kurz in folgende Situation: Sie haben nur noch ein Jahr zu leben! Ich weiß, das klingt etwas makaber. Aber fühlen Sie sich bitte kurz in diese Situation ein. Was machen Sie in diesem letzten Jahr Ihres Lebens? Was möchten Sie noch unbedingt erleben, sehen, unternehmen? Tragen Sie das an der vorgesehenen Stelle in die Liste ein.

Sind Sie so weit? Jetzt sehen Sie sich die Listen an. All das, was Sie hier aufgeschrieben haben, ist für Sie und damit Ihr Wohlbefinden WIRKLICH wichtig.

Haben Sie Ihren Vorgesetzten aufgelistet als Begleiter auf die Insel? Haben Sie Ihre Arbeit mitgenommen? Wollen Sie im letzten Jahr Ihres Lebens unbedingt noch das große Projekt im Büro durchziehen? Wahrscheinlich nicht. Denn diese Dinge sind in Wirklichkeit gar nicht so wichtig, wie Sie vielleicht bisher geglaubt haben.

Eine Kollegin von mir, die auf der Krebsstation eines Krankenhauses arbeitet, sagte einmal zu mir: »Auf dem Sterbebett bereuen die Leute selten, was sie getan haben, sondern viel mehr, was sie NICHT getan haben.«

Nun möchte ich das Gedankenexperiment von vorhin auf die Spitze treiben. Verzeihen Sie mir, wenn ich dabei etwas brutal wirke. Angenommen, Sie liegen im Sterben. Was müssen Sie in Ihrem Leben alles getan haben, um sagen zu können: »Ich habe mein Leben gelebt!« Auch wenn Sie diese Vorstellung erschreckt: Stellen Sie sich diesem Gedankenexperiment. Lassen Sie sich bitte Zeit. Lehnen Sie sich zurück und stellen sich vor, Sie liegen auf dem Sterbebett. Es geht dem Ende zu. Nun blicken Sie auf Ihr Leben zurück:
- Haben Sie Ihr Leben wirklich gelebt?
- Gibt es Dinge, die Sie bereuen, nie getan oder viel zu wenig getan zu haben?
- Haben Sie sich Ihre Träume erfüllt?
- Konnten Sie Ihr kreatives Potenzial ausschöpfen?

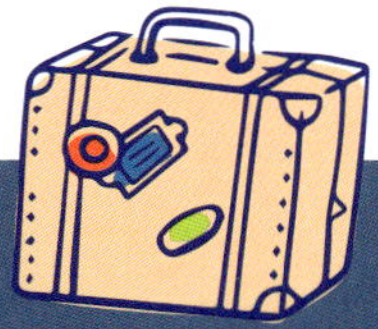

Muss unbedingt mit auf die Insel

1

2

3

4

5

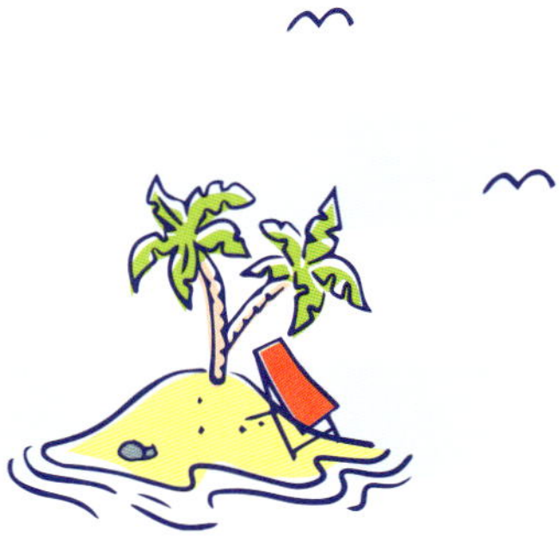

Wenn ich nur noch ein Jahr zu leben habe, möchte ich folgendes noch tun …

1

2

3

4

5

6

7

8

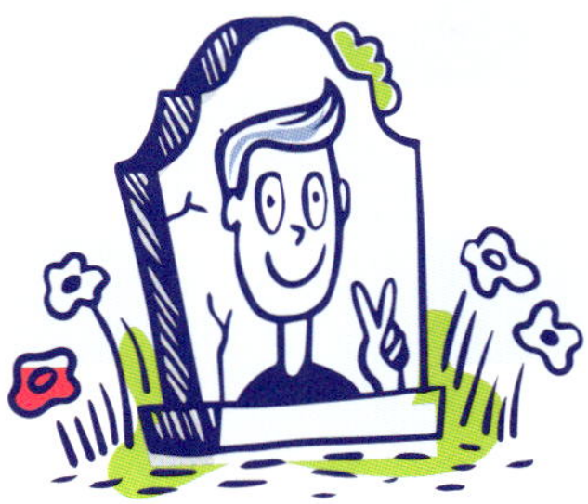

Listen Sie in der Tabelle (Seite 39) alles auf, was Sie getan oder erlebt haben möchten, um in der Todesstunde sagen zu können: »Ich habe mein Leben gelebt!«

Durch diese Überlegungen sollten Sie Impulse dafür bekommen haben, was für Sie wirklich wichtig ist. Denken Sie nach:

- Wie wichtig war Ihnen auf dem Sterbebett die Meinung Ihrer Kollegen über Sie?
- Haben Sie Ihre derzeitigen Firmen-Projekte aufgelistet? Oder haben Sie ganz andere Prioritäten gesetzt, wie Freunde, Familie, Reisen und Ähnliches?

Ich hoffe, Sie haben sich durch diese Übungen motiviert, mehr auf Ihre wirklichen Bedürfnisse zu achten. Wenn ja, sind Sie einen entscheidenden Schritt weiter auf Ihrem Weg zurück in die Leichtigkeit und Kraft.

Weg 10: Mut zur Selbstliebe

Öffnen Sie Ihr Herz für einen wirklich liebenswerten Menschen. Eine Person, die in ihrem Leben viel gekämpft hat und stets bemüht ist, ihr Bestes zu geben. Jemanden, der Ihre volle Anerkennung verdient hat. Öffnen Sie Ihre Arme weit und lassen Sie diesen großartigen Menschen in Ihr Herz.

Die Person, von der wir hier reden, sind Sie!

Sie sind dieser liebenswerte Mensch. Sie stehen sich am nächsten. Niemand ist Ihnen so nahe und verbringt so viel Zeit mit Ihnen wie Sie selbst. Also geben Sie sich selbst die Liebe und Aufmerksamkeit, die Sie sich von anderen wünschen. Sie sind wichtig und haben es verdient, von sich selbst Respekt und Anerkennung zu bekommen.

Sie tun sich schwer, sich zu mögen? Ändern Sie das. Sie haben es verdient, von Ihnen selbst geliebt zu werden. Sich selbst zu mögen und so zu akzeptieren, wie Sie sind, ist die Basis zu Ihrem Glück!

Manche denken an dieser Stelle vielleicht an Narzissmus. Selbstliebe wird oft mit Egoismus verwechselt oder mit Eitelkeit. Doch nur wer sich selbst liebt, kann auf andere liebevoll wirken. Nur wer auf sich selbst achtet, kann über lange Zeit für andere da sein. Nur wer sich selbst liebt, kann andere Menschen aufrichtig lieben. Sie sind großartig!

Gibt es da einen Teil in Ihnen, der sich nach Liebe sehnt? Fühlen Sie mal in sich hinein und suchen Sie diesen liebesbedürftigen Anteil Ihrer selbst. Fühlt sich dieser sich nach Zuneigung sehnende Anteil eher jung oder alt an?

Da es sich um einen bedürftigen Anteil von Ihnen handelt, wird dieser Teil von Ihnen sich höchstwahrscheinlich eher jung oder sogar sehr jung anfühlen. Ich gratuliere Ihnen: Sie haben soeben Ihr

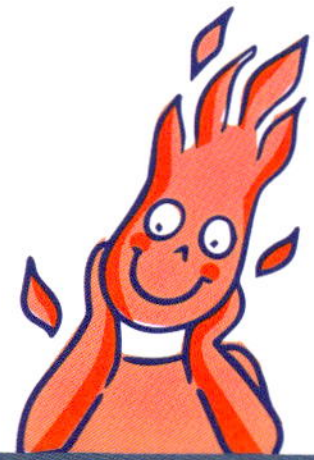

Ich habe mein Leben gelebt, wenn ich folgende Dinge gemacht habe

1

2

3

4

5

6

7

8

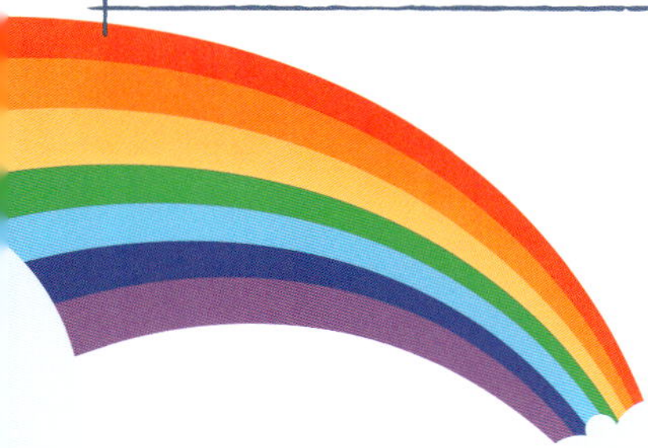

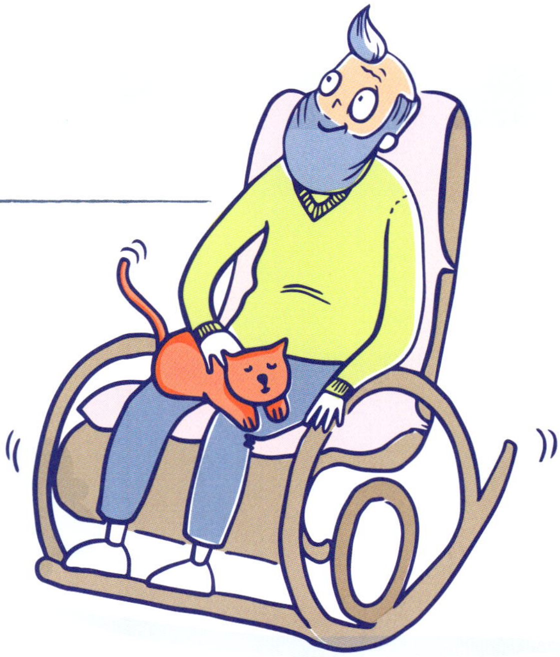

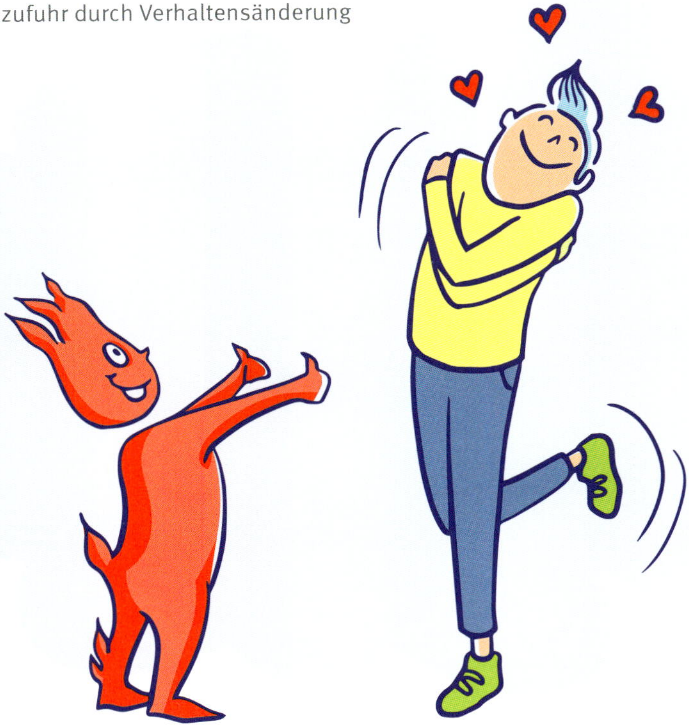

Inneres Kind entdeckt, das sich nach Liebe sehnt. Stellen Sie sich vor, wie Sie Ihre Arme öffnen und das Kind in Ihnen umarmen. Öffnen Sie Ihr Herz und lassen Sie es herein.

»Ich kann mich nicht lieben«

Manche Menschen sagen, sie können sich nicht so akzeptieren, wie sie sind und schon gar nicht lieben. Das ist sehr traurig; gleichzeitig haben Sie, wenn es Ihnen so gehen sollte, mit dieser Erkenntnis eine weitere wichtige Ursache für Ihr Burnout gefunden.

Wer sich nicht lieben und akzeptieren kann, wie er ist, steht ständig unter dem Druck, sein Minus auf seinem »Selbstliebe-Konto« mit der Liebe und Anerkennung von anderen ausgleichen zu müssen. Und wozu führt das? Vermutlich können Sie es sich denken, oder? Sie ackern und arbeiten und strengen sich an, um diese Liebe und Anerkennung von außen zu bekommen. Bis zur kompletten Erschöpfung.

All jenen, die sich schwertun, sich zu lieben und zu akzeptieren, wie sie sind, empfehle ich, sich zu erlauben, sich zu lieben, wie sie sind. Ich nehme an, das geht leichter. Sie erlauben es sich doch, sich zu lieben, oder?

Wie fühlt es sich an, wenn Sie den Gedanken, sich zu mögen mal für eine Sekunde zulassen. Einfach nur so, als Experiment. Oder wenn Sie es sich einfach nur vorstellen, wie Sie zu sich selbst sagen:

» *Ich erlaube mir, mich zu lieben und zu akzeptieren, wie ich bin!* «

Oder besser:

» *Ich möchte mich lieben und akzeptieren, so wie ich bin!* «

Verinnerlichen Sie diesen Glaubenssatz, indem Sie ihn jedes Mal wiederholen, wenn Sie eine bestimmte Tätigkeit durchführen, zum Beispiel, wenn Sie eine Tür öffnen. Mit jeder Tür, durch die Sie gehen, öffnen Sie die Tür zu Ihrem Herzen und sagen: »Ab sofort erlaube ich mir, mich zu akzeptieren und zu lieben, so wie ich bin!«

Vielleicht fühlt sich das am Anfang sehr sonderbar, ungewohnt oder auch künstlich an. Aber Selbstliebe kann man wie alle Dinge im Leben üben. Sie werden überrascht sein: Irgendwann brauchen Sie die Worte »möchte«, oder »erlauben« nicht mehr. Weil Sie gelernt haben, sich zu lieben und zu akzeptieren, wie Sie sind.

Ihr Weg ins Glück führt durch Ihre Wertschätzung und Liebe zu sich selbst. Viel Freude beim Glücklichsein!

Weg 11: Hören Sie auf, so unmoralisch zu sein

Sie arbeiten rund um die Uhr für andere? Hören Sie auf mit diesem unmoralischen Verhalten. Vom Verstand her wissen Sie es bereits. Aber haben Sie folgende Fakten auch verinnerlicht?

Wenn Sie versäumen, Ihre eigenen Energiereserven aufzufüllen, werden Sie ausbrennen.

Wenn Sie vorrangig für die anderen da sind, verlieren Sie zunehmend an Kraft. Sie beginnen, Fehler zu machen, bekommen alle möglichen Erschöpfungssymptome und haben immer weniger Freude an Ihrer Arbeit.

Sie sind bestrebt, möglichst allen alles recht zu machen. Doch wenn Sie nicht auf sich achten, nimmt Ihre Leistungsfähigkeit immer weiter ab. Sie brennen aus. Je mehr Ihre Kraft, Leistungsfähigkeit, Gesundheit und gute Laune Sie verlassen, desto weniger können Sie anderen Menschen helfen.

Sind Sie schon einmal geflogen? Wenn ja, kennen Sie sicher die Erste-Hilfe-Maßnahmen bei Druckabfall. Sie wissen schon: der Moment, in dem die Atemmasken von oben herabfallen. Meist wird hier ein Video präsentiert, in dem man sieht, wie man sich in dieser Situation die Atemmasken aufsetzt. Mit dabei ist eine Mutter mit ihrem Kind.

Können Sie sich daran erinnern, wem die Mutter die Atemmaske zuerst aufsetzt? Zuerst dem Kind oder zuerst sich selbst?

Ich meine, hier geht es um viel. Es geht darum, Leben zu retten. Mütter sind bekanntlich für ihre Kinder da. Und das Wohl ihrer Kinder ist ihnen oft wichtiger als ihr eigenes Leben.

Und? Wissen Sie die Antwort? Wem hilft die Mutter zuerst: ihrem Kind oder sich selbst?

Zuerst setzt die Mutter sich selbst die Atemmaske auf. Danach erst dem Kind.

Sie sind erstaunt? Diese Reihenfolge hat einen triftigen Grund: Wenn die Mutter beim Versuch, ihr Kind zu retten, zu viel Kraft verliert und bewusstlos wird, sind beide verloren. In diesem Fall sterben das Kind und die Mutter. Wenn die Mutter jedoch sich selbst zuerst die Atemmaske aufsetzt, ist die Chance größer, dass sie nicht ohnmächtig wird. So hat sie anschließend genügend Atem, Kraft und Energie, ihrem Kind zu helfen. Selbst wenn ihr Kind in der Zwischenzeit gelitten hat. Beide überleben.

Fazit: Wenn Sie für andere da sein wollen, achten Sie zuerst auf sich selbst.

Es gibt noch weitere Gründe dafür, dass Sie moralisch handeln, wenn Sie zu zuerst auf sich selbst achten:

- Indem Sie vorrangig auf Ihre Gesundheit und Ihr Wohlbefinden achten, bleiben Sie eher gesund und vermeiden dadurch unnötige Krankschreibungen. Sie ersparen dadurch Ihrer Firma Zeit und Geld.
- Wenn Sie auf sich achten und dadurch mehr in sich ruhen, müssen Ihre Familie und Ihre Freunde und Kollegen nicht mehr unter Ihrer stressbedingten Gereiztheit leiden. Im Gegenteil, da Sie auf sich achten, sind Sie gut drauf. Sie strahlen eine positive Lebenseinstellung aus und motivieren dadurch Ihre Umwelt.

Also hören Sie auf, so unmoralisch zu sein und nur an die Bedürfnisse anderer zu denken!

Zusammenfassung

In der heutigen Zeit wollen die meisten Menschen vor allem eines: »Zeit sparen«. Sie sind bestrebt, möglichst viele Dinge in möglichst kurzer Zeit und am besten alles gleichzeitig zu erledigen. Multitasking ist angesagt. Doch genau dieses Multitasking-Verhalten ist eine der vielen Ursachen, die früher oder später ein Burnout auslösen.

Wenn Sie viel leisten und erreichen wollen, konzentrieren Sie sich auf eine einzelne Tätigkeit. Fokussiertes Arbeiten führt meist zu einer höheren Produktivität und erzeugt dabei weit weniger

Stress. Hören Sie damit auf, viele Dinge gleichzeitig zu tun, machen Sie sich eine Prioritätenliste und erledigen Sie ein Vorhaben nach dem anderen.

Damit Ihnen dieses heilsame Herunterregeln Ihrer Aktivitäten und der damit einhergehenden belastenden Gedanken gelingt, ist es wichtig, dass Sie Ihr Gehirn dabei unterstützen, wieder Glückshormone zu erzeugen. Ohne es zu merken, haben Personen, die auf ein Burnout zusteuern, ihr Gehirn auf negatives Denken und negative Emotionen trainiert. Negative Gefühle und belastende Emotionen wiederum führen Sie in die Erschöpfung.

Machen Sie sich bewusst, was Sie Kraft kostet und was Ihnen Kraft gibt. Tun Sie Dinge, die Ihnen Spaß machen. Je öfter Sie sich mit positiven Dingen beschäftigen, desto stärker werden jene Nervenbahnen im Gehirn ausgebaut, die Sie benötigen, um Freude empfinden zu können.

Achten Sie auf Ihre Glaubenssätze. Sie sind die Basis für Ihre Stimmung, Ihr Handeln und dafür, dass Sie Ihre Umwelt als energieraubend oder energiegebend empfinden. Auch neue Glaubenssätze lassen sich trainieren. Allen voran erlauben Sie sich folgenden Glaubenssatz:

Ab sofort erlaube ich mir, mich so zu lieben, wie ich bin!

Achtsamkeit und Entspannung

Diese beiden bilden die Quelle Ihrer Kraft. Achtsamkeit und Entspannung sorgen dafür, dass Sie Ihre Akkus wieder aufladen können und neue Kraft zur Verfügung haben.

Um ein Maximum an Leistung erbringen zu können, ist es wichtig, dass Sie Ihren »Akkus« Ruhepausen gönnen: Zeiten des Nichtstuns, in denen Sie Ihre Zellen wieder aufladen können.

Leider wird heutzutage unser Gehirn laufend mit Anforderungen, Problemen, negativen Nachrichten und generell zu vielen Reizen konfrontiert. Aus diesem Grund entsteht eine Art »Sucht«. Das Gehirn will ständig arbeiten und verlernt das »Nicht-Denken«. Ruhepausen erzeugen oft sogar Unruhe – was dazu führt, dass viele Menschen sich gar nicht mehr entspannen können. Ruhe und Nichtstun fühlen sich für sie unangenehm an.

Von Achtsamkeit haben Sie vielleicht schon einmal gehört: Es geht dabei um die Fähigkeit, sich ganz auf das Hier und Jetzt zu konzentrieren, die Umwelt wahrzunehmen, ohne sich in Emotionen und Wertungen zu verstricken. Man existiert »im Moment«, ohne Gedanken an Vergangenheit und Zukunft oder andere Dinge. Dies kann äußerst hilfreich sein, um das Gedankengetümmel im Kopf zu beruhigen, sich selbst zu drosseln und zu entspannen. Zudem sind achtsame Menschen besser in der Lage, Schönes um sich herum wahrzunehmen.

Im Folgenden zeige ich Ihnen mehrere Wege, Ihrem Gehirn wieder beizubringen, sich zu entspannen und neue Kraft zu tanken. Sie werden lernen, gedanklich im Hier und Jetzt zu bleiben und sich nicht mehr allem, was auf Sie einstürmt, einfach hinzugeben.

Weg 12: Wer Pausen macht, gewinnt!

Pausen machen – das dürfte doch kein Problem sein, oder? Doch genau hier tun sich viele Menschen schwer.

Ihre Arbeit fordert Sie. Es wird viel Leistung von Ihnen erwartet. Diese können Sie nur mit einer gewissen Leichtigkeit bringen, wenn Sie regelmäßig Ihre Energiereserven auftanken.

Ihr Körper spricht mit Ihnen. Und er braucht Ihre Zuwendung. Alle 90–120 Minuten Arbeit braucht Ihr Körper eine Pause, um sich zu erholen. Er teilt Ihnen sein Bedürfnis nach Erholung mit: das Verlangen, sich zu bewegen und durchzustrecken, Gähnen oder Seufzen, Appetit auf einen kleinen Imbiss, das Bedürfnis, zur Toilette zu gehen, und zunehmendes Abschweifen der Gedanken sind nur ein paar Beispiele dafür.

Wenn Sie die Bedürfnisse Ihres Körpers wiederholt ignorieren – und Sie haben ja nur einen –, führt dies auf Dauer zu Stress. Und chronischer Stress, wie Sie wissen, kann sich sehr negativ auf Ihre Gesundheit und Ihre Leistungsfähigkeit auswirken. Hören Sie auf Ihren Körper, er wird es Ihnen mit Kraft und Energie danken. Fünf bis zehn Minuten Pause alle ein bis zwei Stunden bewirken bereits ein kleines energetisierendes Wunder. Pausen helfen Ihnen nicht nur dabei, sich zu regenerieren, sie fördern auch ein gutes Arbeitsklima. Menschen, die sich erlauben, zwischendurch kurz innezuhalten, sind entspannter und verhalten sich daher sozialer. Wenn Sie ausgeruhter sind und in sich ruhen, haben Sie eine ganz andere Wirkung auf Ihre Kolleginnen und Kollegen. Ihr entspanntes Auftreten wirkt eher sympathisch und beruhigend, so dass Ihr Umfeld sich wiederum viel freundlicher Ihnen gegenüber verhalten wird. Eine Win-win-Situation!

Und so entsteht durch mehr Pausen ein besseres Arbeitsklima. Es ist wichtig, dass Sie sich dort, wo Sie täglich Ihren Job erledigen, wohlfühlen. Ein freundliches Umfeld gibt Ihnen Kraft und lässt Sie mit mehr Freude Ihre Arbeit erledigen. Übrigens: In den Pausen hat man oft die besten Ideen.

Sie wissen bereits, dass es gut wäre, Pausen zu machen? Aber irgendwie schaffen Sie es nicht? Hier ein paar Tipps, wie Sie Ihre kraftgebenden Pausen Wirklichkeit werden lassen.

Planen Sie Ihre Pausen

Sie sind es gewohnt durchzuarbeiten. Irgendwie findet sich nie Zeit für Pausen. Da Sie es wahrscheinlich nicht gewohnt sind, Ihre Arbeit zu unterbrechen, wird es Ihnen anfangs sehr schwerfallen, sich freizumachen. Wenn die Hektik des Alltages Sie bereits fest gefangen hat, wird es Ihnen vielleicht sogar unmöglich erscheinen.

Doch wo ein Wille ist, da ist auch ein Weg! Und bedenken Sie: Ihre Gesundheit ist wichtiger als Ihre Arbeit. Um die Anfangshürde zu überwinden, ist es sehr wichtig, dass Sie Ihre Pausen planen und sich Uhrzeiten setzen, zu denen Sie den Stress Ihrer Arbeit kurz ablegen.

Tipp

Richten Sie sich für Ihre Pausen einen Alarm ein oder verwenden Sie eine der zahlreichen Gesundheits-Apps, welche Sie dabei unterstützen, auf Ihre Pausen zu achten.

Die Sonne bringt Ihnen Glückshormone

Wenn die Sonne vom Himmel lacht, dann nutzen Sie das für eine Kurzpause: Öffnen Sie doch die Fenster und lächeln Sie zurück, sofern Sie die Möglichkeit dazu haben. Besonders in kälteren Jahreszeiten wirkt es sich positiv auf Ihre Gesundheit aus, wenn Sie sich paar Minuten von der Sonne verwöhnen lassen. So geben Sie Ihrem Körper die Möglichkeit, Vitamin D zu erzeugen, welches für die Produktion von Endorphinen (Glückshormonen) wichtig ist.

Sollte die Sonne nicht scheinen, kann auch ein Durchatmen am geöffneten Fenster schon kleine Wunder wirken. Oft genügt schon das Aufstehen vom Arbeitsplatz, um Belastendes loszulassen und neue Kräfte in sich aufsteigen zu spüren.

Stufe für Stufe zurück in Ihre Kraft

Wenn das Gebäude, in dem Sie arbeiten, eine Treppe hat, nutzen Sie diese fantastische Möglichkeit und gehen Sie zwischendurch ein paar Stockwerke. Das trainiert Ihren Kreislauf und wird Sie beleben. Und ein gut durchblutetes Gehirn arbeitet besser.

Austausch mit Kollegen

Plaudern Sie zwischendurch auch mal mit Ihren Kollegen. Wir sind soziale Wesen und der Austausch miteinander beflügelt unsere Arbeitsmotivation.

Ortswechsel mit Bewegung

Ein Ortswechsel lässt Sie Abstand gewinnen, fördert neue Ideen und erleichtert positive Gedanken. Stehen Sie regelmäßig auf, verlassen Sie Ihren Arbeitsplatz. Ein regelmäßiger Ortswechsel erfrischt und motiviert. Nach nur kurzer Zeit in der Kantine, am Fenster, in einem anderen Stockwerk oder außerhalb des Bürogebäudes werden Sie sich besser fühlen und erfrischt wieder an die Arbeit gehen.

Sollten Sie beim Innehalten ein schlechtes Gewissen haben, denken Sie daran, dass Ihnen die Pausen helfen, gesund zu bleiben. Ihre Gesundheit ist nun mal die Basis Ihrer Leistungsfähigkeit. Ihr Arbeitsgeber wird es Ihnen danken. Wenn es Ihrem Körper und Ihrem Geist gut geht, bleiben Sie länger gesund und leisten bessere Arbeit.

Weg 13: Die Kraft im Hier und Jetzt!

Ihre Reise aus dem Burnout führt Sie auf diesem Weg aus der Zukunft und aus der Vergangenheit zurück in die Gegenwart. Wollen Sie mal so richtig Kraft tanken?

Dann bleiben Sie im Hier und Jetzt. Erlauben Sie sich, innezuhalten, und verwöhnen Sie sich. Beenden Sie Ihr gewohntes gestresstes Verhalten. Hören Sie mit der Grübelei auf, denken Sie nicht über Nachher und Morgen nach und machen Sie Ihren Kopf frei, um wieder die schönen Dinge in Ihrem Umfeld und Ihrer Umgebung wahrzunehmen.

Vielleicht denken Sie sich jetzt: »Der hat gut reden. Wenn das nur so leicht wäre ...«

Sie haben vollkommen recht! Wenn man über so lange Zeit in Höchstgeschwindigkeit gedacht und gelebt hat, ist es sehr schwer innezuhalten und die Drehzahl zu verringern. Erstens erwartet Ihr Umfeld, dass Sie weiter mit Vollgas durch die Arbeitswelt zischen – so ist man es ja von Ihnen gewohnt. Und zweitens hat man irgendwie verlernt, Ruhe zu genießen. Sie sind es gewohnt, 20 Dinge gleichzeitig zu tun und im selben Moment schon die nächsten 20 zu planen.

Glauben Sie mir, ich weiß, wie schwer es ist, sein Lebenstempo wieder auf eine gesunde Geschwindigkeit zu drosseln. Besonders, wenn das »Nichtstun« oder »Zeit für sich nehmen« sich auch noch wie Versagen anfühlt. Man fühlt sich unnütz und kann nicht anders, als schon wieder über all das nachzudenken, was morgen, übermorgen und nächste Woche erledigt sein will.

Glücklich jedoch kann nur sein, wer mit sich, im Hier und Jetzt, im Reinen ist. Ihre Kraft und innere Ruhe finden Sie nicht, indem Sie Probleme wälzen, die in der Gegenwart noch gar nicht existieren.

Grübeln zählt zu den größten Energiefressern! Bleiben Sie in der Gegenwart! Beschäftigen Sie sich nicht mit Dingen aus der Vergangenheit. Diese sind vergangen und existieren im Jetzt nicht mehr. Warum Gedanken und Energien verschwenden an Dinge, die in der Vergangenheit liegen und in der Gegenwart nicht mehr sind? Dasselbe gilt für die Zukunft. Grübeln Sie nicht und machen Sie sich nicht verrückt mit Dingen, die noch gar nicht da sind. Sie leben jetzt! Nicht in der Vergangenheit und nicht in der Zukunft. Die Vergangenheit ist tot, und die Zukunft existiert jetzt nicht. Sie werden überrascht sein, wie viel leichter Sie sich fühlen, wenn es Ihnen gelingt, diese Gedanken loszulassen.

Warum »auf das Schlimmste vorbereitet sein« das Schlimmste für Sie ist

Viele meinen, dass es notwendig ist, sich auf Zukünftiges vorzubereiten, um nicht negativ überrascht zu werden. Manche rechnen generell gern mit dem Schlimmsten, denn dann können sie nicht mehr enttäuscht werden. Solche Menschen sind meist sehr gestresst und unglücklich.

Lassen Sie mich nun dieser Logik folgend etwas provokant sein: All jenen, die gerne mit dem Schlimmsten rechnen, empfehle ich, gleich bei der Geburt intensiv über einen irgendwann möglichen, qualvollen Tod nachzudenken, damit sie schon bei ihrer Geburt optimal auf das Sterben vorbereitet sind.

Die Taktik, ständig mit dem Schlimmsten zu rechnen, hat einen großen Haken: Sie leben Ihr jetziges Leben nicht. Im Gegenteil, Erschöpfung und Lustlosigkeit sind Ihre ständigen Begleiter, da Sie die meiste Zeit ihres Lebens mit negativen Gedanken beschäftigt sind. Hinzu kommt, dass Sie durch Ihre negative Erwartungshaltung zukünftige Ereignisse beeinflussen. Dies führt zu den sogenannten sich selbsterfüllenden Prophezeiungen. Wenn ich zum Beispiel davon ausgehe, dass mir jemand übel gesinnt ist, werde ich unbewusst eine abwehrende Körpersprache einsetzen und anstatt Sympathie beim

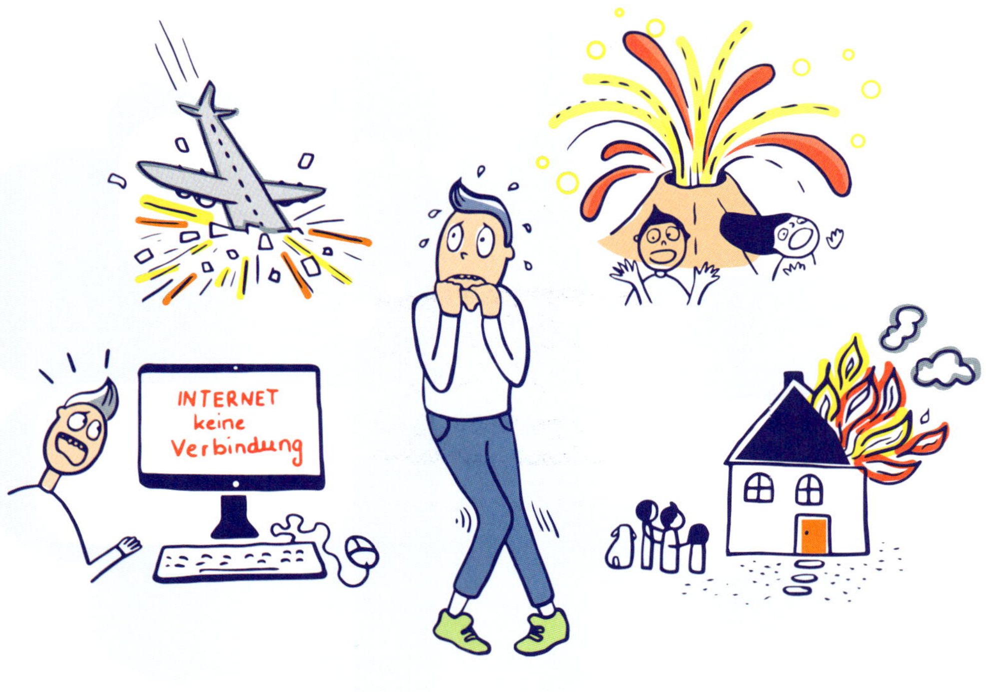

anderen möglicherweise sogar Aggressionen erzeugen.

Achten Sie auf Ihre Gedanken und führen Sie sich immer wieder ins Hier und Jetzt. Im Hier und Jetzt geht es Ihnen gut. Sie lesen gerade dieses Buch und Sie sind jetzt wichtig. Wenn Sie das Hier und Jetzt verlassen, dann, um sich eine positive Zukunft vorzustellen. Sie werden sich wundern, was eine positive Erwartungshaltung in Ihrer Umwelt bewirken kann.

Aus gutem Grund fördern viele Meditationstechniken die Fokussierung auf das Hier und Jetzt. Lassen Sie sich überraschen, wieviel Kraft Sie gewinnen, wenn es Ihnen gelingt, weniger oft zu grübeln. Die folgende Übung ist ein relativ leicht umzusetzender Einstieg, in dem Sie lernen, kraftraubendes Grübeln zu vermeiden. Die Herausforderung besteht darin, dass Sie zwar alles denken dürfen, was Sie wollen, aber jeden Gedanken stoppen, der sich mit einer belastenden Situation in der Vergangenheit oder einer möglichen negativen Zukunft beschäftigt. Nicht erlaubt sind also Gedanken wie »Hätte ich das nur besser gemacht!«, »Meine Kollegin war unfair und gemein!« oder »Was mache ich, wenn meine Arbeit meinem Chef nicht gefällt?«, »Meine Kollegen werden sicher wieder lästern!«. Positive Gedanken hingegen, egal ob diese Ihre Vergangenheit, Gegenwart oder Zukunft betreffen, sind jederzeit willkommen. Erlaubt sind folglich Gedanken wie «Ich freue mich aufs Segeln am Wochenende« oder »das Projekt letzte Woche war ein Riesenerfolg!«.

Bewerten Sie Ihre innere Ruhe/Unruhe auf einer Skala von 1 bis 10: Wie unruhig fühlen Sie sich gerade?

ruhig	1	2	3	4	5	6	7	8	9	10	sehr unruhig

Bleiben Sie vier Minuten mit all Ihren Gedanken in der Gegenwart. Sie dürfen hierbei an alles denken, und brauchen sich auch nicht extra auf Ihre Umgebung zu konzentrieren. Es sind alle Gedanken erlaubt, nur kein Grübeln über Vergangenes oder Zukünftiges.

Sollten Sie es geschafft haben, tatsächlich vier Minuten keine belastenden Gedanken über Vergangenes oder Zukünftiges zu haben, belohnen Sie sich mit einer Kleinigkeit. Mindestens, indem Sie sich für diese Leistung loben, z. B: »Ich bin super!« (Ich weiß, vielen fällt das nicht leicht. Sich selbst für scheinbare Kleinigkeiten zu loben, ist jedoch eine gute Zusatzübung, die Ihre Stimmung und Ihre Selbstsicherheit positiv beeinflusst.)

Bewerten Sie wieder Ihre innere Ruhe/Unruhe auf einer Skala von 1 bis 10. Wie unruhig fühlen Sie sich?

ruhig	1	2	3	4	5	6	7	8	9	10	sehr unruhig

Tipp

Natürlich ist es manchmal gut und förderlich, über Problemlösungen nachzudenken. Wenn tatsächlich ein Problem beseitigt werden muss, dann empfehle ich Ihnen, sich einen zeitlichen Rahmen zu setzen, innerhalb dessen Sie darüber grübeln dürfen.

Bei Erfolg werden Sie sich nach dieser kleinen Übung wahrscheinlich bereits etwas ruhiger fühlen. Wiederholen Sie die Übung am nächsten Tag und erhöhen Sie die Zeitspanne um die Hälfte. Das nächste Ziel lautet folglich: Sechs Minuten in der Gegenwart bleiben. Wenn es Ihnen leicht fällt, sich von Problemen aus der Vergangenheit oder Zukunft abzugrenzen, können Sie die Zeitspanne natürlich auch gleich auf einen Vormittag, Nachmittag oder Abend ausdehnen.

Sind Ihre Gedanken jedoch in die Zukunft oder in die Vergangenheit abgeschweift, reduzieren Sie die Zeitspanne um die Hälfte der vorgenommenen Zeit: in diesem Fall also um zwei Minuten. Das nächste Ziel lautet folglich, zwei Minuten in der Gegenwart zu bleiben.

Diese kleine Übung soll Ihnen helfen bewusster auf Ihre Gedanken zu achten. Grübeln kostet Kraft. Holen Sie Ihr Gehirn konsequent zurück in die Gegenwart.

Weg 14: Sehen, Hören, Spüren und Riechen

Setzen Sie nun Ihre Reise aus dem Burnout fort über Ihre Sinnesorgane. Steigern Sie Ihre Fähigkeit, in der Gegenwart zu bleiben, indem Sie als zusätzliche Herausforderung mit all Ihren Gedanken nicht nur im Jetzt bleiben, sondern darüber hinaus auch im Hier. Lernen Sie, bewusst darauf zu achten, was Ihre Sinne im gegenwärtigen Augenblick wahrnehmen. Sie steigern mit dieser Übung Ihre Achtsamkeit noch weiter. Indem Sie bewusst darauf zu achten, was Sie sehen, hören, spüren und riechen, entspannen Sie sich. Lassen Sie sich überraschen, wie schnell Sie mit dieser Übung aus einem gestressten unruhigen Zustand in einen deutlich entspannteren kommen:

Bewerten Sie Ihre innere Ruhe/Unruhe auf einer Skala von 1 bis 10. Wie unruhig fühlen Sie sich?

ruhig	1	2	3	4	5	6	7	8	9	10	sehr unruhig

Nun schauen Sie sich um.

- Nennen Sie laut fünf Dinge, die Sie sehen.
- Sehr gut. Jetzt nennen Sie drei Dinge, die Sie hören (und sei es nur die Stille).
- Nennen Sie drei Dinge, die Sie spüren (Kleidung, Boden unter den Füßen, usw.)
- Beschreiben Sie, was Sie gerade riechen.

Okay.

- Nennen Sie weitere vier Dinge, die Sie sehen (es können auch dieselben wie vorhin sein).
- Jetzt nennen Sie zwei Dinge, die Sie hören.
- Und jetzt zwei Dinge, die Sie spüren.
- Etwas, was Sie riechen.

Gut.

- Nennen Sie drei Dinge, die Sie sehen.
- Jetzt zwei Dinge, die Sie hören.
- Dann zwei Dinge, die Sie spüren.
- Etwas, was Sie riechen.

Und jetzt:

- Zwei Dinge, die Sie sehen.
- Zwei Dinge, die Sie hören.
- Zwei Dinge, die Sie spüren.
- Etwas, das Sie riechen.

Und zum Schluss:

- Nennen Sie ein Ding, das Sie sehen.
- Ein Ding, das Sie hören.
- Ein Ding, das Sie spüren.
- Etwas, das Sie riechen.

Bewerten Sie wieder Ihre innere Ruhe/Unruhe auf einer Skala von 1 bis 10. Wie unruhig fühlen Sie sich?

ruhig	1	2	3	4	5	6	7	8	9	10	sehr unruhig

Da Sie Ihre Aufmerksamkeit mit dieser Übung mehr ins Hier und Jetzt geführt haben und weg von Ihren (unbewussten) Problemen, sollten Sie sich nun besser fühlen.

Verstärken Sie diesen wohltuenden Effekt, indem Sie diese Übung täglich wiederholen. Mit der Zeit wird es Ihnen immer leichter fallen, Ihr Grübeln und Gedankenkreisen zu unterbrechen.

Weg 15: Spielen Sie Autor

Eine weitere Möglichkeit, Ihre Sinne auf das Hier und Jetzt zu richten, ist, sich vorzustellen, ein Buch über das zu schreiben, was Sie gerade erleben.

Sie beschreiben, was Sie im Moment tun und was Sie dabei sehen: Ich gehe gerade einkaufen. Vor mir sehe ich ein grünes Haus, dessen Fassade neu angestrichen wurde. Links von mir sehe ich einen Baum, rechts von mir einen Zaun. Der Zaun scheint aus Lärchenholz gebaut zu sein …

Sie beschreiben, was Sie hören: Ich höre im Baum eine Krähe. Soeben höre ich einen Ast knacken, auf den ich getreten bin. Im Hintergrund höre ich den Zug und ein paar Autos …

Sie beschreiben, was Sie riechen: Die Luft riecht heute besonders gut, da der Flieder im Garten blüht. Jetzt wird der Geruch vom Flieder durch das Parfum einer Frau, die mich gerade links überholt, verdrängt. Ihr Parfum riecht sehr süßlich …

Falls Sie gerade essen, beschreiben Sie, was Sie schmecken: Das Gemüse ist bissfest und ich schmecke ein paar Kräuter. Wahrscheinlich Basilikum. Der Wein dazu ist eher trocken und schwer …

Beschreiben Sie, was Sie auf Ihrer Haut fühlen: Meine Hose ist etwas eng und der Pullover kitzelt mich auf der Haut. Aber nur, wenn ich darauf achte. Meine Schuhe fühlen sich sehr angenehm an …

Holen Sie Ihre Gedanken ins Hier und Jetzt, indem Sie mehrmals am Tag gedanklich genau das beschreiben, was Sie im Moment tun, sehen, hören, riechen, schmecken und auf der Haut fühlen können. Sie werden sehen, mit der Zeit macht es Ihnen Spaß, Ihre Aufmerksamkeit auf sich selbst zu richten und Beobachter und Autor Ihres Lebens zu sein. Am besten probieren Sie es gleich aus. Beschreiben Sie möglichst ausführlich, was Sie gerade tun und wahrnehmen:

- Was tun Sie in diesem Moment?
- Was sehen Sie?
- Was hören Sie?
- Was riechen Sie?
- Was schmecken Sie?
- Was fühlen Sie auf der Haut?

Hiermit verfügen Sie über eine weitere Methode, sich von der Schwere weg zurück in die Leichtigkeit und Kraft zu bewegen.

Weg 16: Zählen Sie Ihr Glück

Eine weitere Möglichkeit, Unruhe, Ängste und Stress zu beseitigen, ist das Zählen. Wenn Sie sich unruhig fühlen, gestresst sind oder sich beim Grübeln ertappen, holen Sie durch Zählen Ihre Gedanken zurück ins Hier und Jetzt. Es ist dabei vollkommen egal, was Sie zählen. Es können zum Beispiel die Anzahl der Fenster oder Ziegel im Haus gegenüber sein oder

Tipp

Wichtig bei dieser und bei den vorangegangenen Übungen ist, dass Sie lange genug dranbleiben. Da Ihr Gehirn im Grübeln sehr gut trainiert ist, kann es sein, dass Sie nach einer bestimmten Zeit wieder damit beginnen, Probleme zu wälzen. In diesem Fall beginnen Sie einfach erneut mit dem Zählen (oder einer anderen Übung). Auf diese Weise trainieren Sie ihr Gehirn darauf, sich auf das Hier und Jetzt zu fokussieren. Jene Nervenbahnen, die für das negative Denken und Grübeln in Ihrem Gehirn aufgebaut wurden, werden mit der Zeit abgebaut. Es fällt Ihnen immer leichter, die Leichtigkeit des gelebten Momentes zu fühlen und damit zurück in ein glücklicheres Leben zu finden.

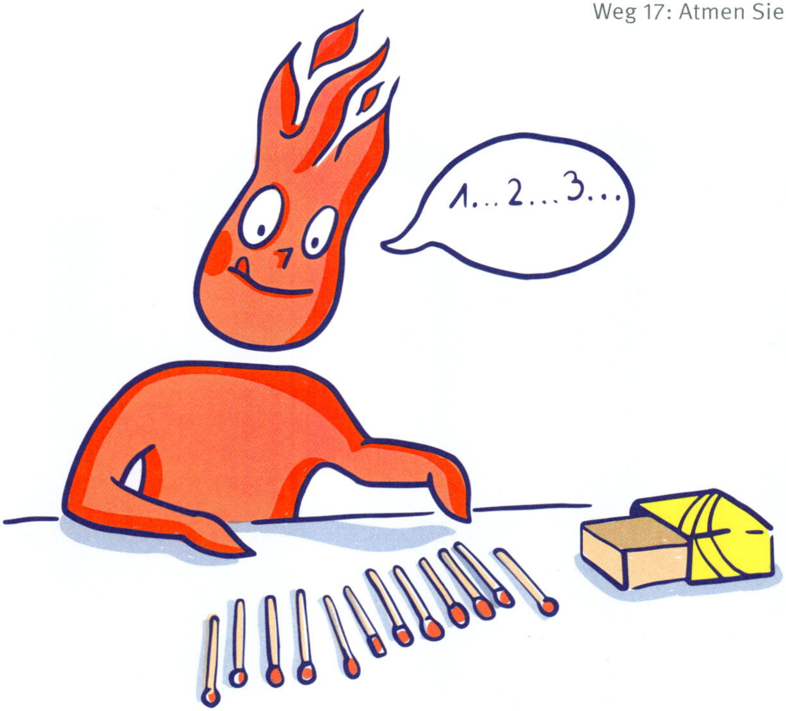

ein sich wiederholendes Muster auf einer Wand. Sie können auch die Maschen in Ihrem Pullover zählen, oder Sie zählen alles, was eine bestimmte Farbe hat, z. B. während Sie zur Arbeit gehen, zählen Sie alles, wo die Farbe Rot vorkommt. Sollten Sie zur Arbeit fahren, können Sie alle Verkehrszeichen zählen, um nicht vom Verkehrsgeschehen abgelenkt zu werden. Oder Sie zählen alles, was mit bestimmten Buchstaben beginnt, z. B. alles was mit den Buchstaben A, B, C, oder D beginnt. Sie können hier nach Belieben kreativ sein und die Übung mit anderen Vorgaben Ihrer Wahl wiederholen.

Das Zählen hilft, sich rasch von negativen Gedanken zu befreien. Zählen Sie so lange, bis Sie nicht mehr grübeln und ganz im Hier und Jetzt sind. Sie werden erkennen, dass Sie sich ruhiger und besser fühlen.

Weg 17: Atmen Sie sich frei!

Auch wenn wir uns der Gefahr des Burnouts meist nicht bewusst sind oder bewusst sein wollen – unser Körper bemerkt die Gefahr der Überbelastung und des Ausbrennens.

Glaubt unser Gehirn, dass wir uns in Gefahr befinden, tut es alles, um unsere Leistungsfähigkeit zu steigern. Als eine der ersten Reaktionen schlägt der

Sympathikus Alarm. Dadurch werden die Stresshormone Dopamin, Adrenalin und Noradrenalin ausgeschüttet. Unser Körper begibt sich in den »Kampf- oder Fluchtmodus«. Das Herz und die Atmung werden beschleunigt, um eine optimale Reaktionsfähigkeit zu ermöglichen.

Für solch einen Kampf-Flucht-Modus benötigen wir sehr viel Energie. Nur mit reichlich Sauerstoff im Körper sind wir fähig, Höchstleistungen zu bringen. Aus diesem Grund sorgt unser Sympathikus dafür, dass wir in Gefahrensituationen (meist unbewusst) schneller atmen. Gleichzeitig werden auch die Muskeln auf Höchstleistungen vorbereitet. Das zusätzlich ausgeschüttete Adrenalin erzeugt Spannung und macht die Muskeln kampfbereit. Eine tolle Sache, Sie brauchen sich gar nicht darum zu kümmern, dass Ihr Körper unter Bedrohung zur Höchstform aufläuft. Ihr Unterbewusstsein erledigt das ganz alleine.

Doch leider ist diese wichtige und sinnvolle Reaktion unseres Körpers heutzutage oft ein Problem. Denn dieser Mechanismus ist ausgelegt auf die Herausforderungen in Zeiten, in denen wir z. B. regelmäßig Raubtieren gegenüberstanden. In solchen Fällen befanden wir uns selten über längere Zeit in einem Zustand der Höchstleistung. Der Kampf ums Überleben war bald entschieden. Wenn unsere Vorfahren erfolgreich waren, hatten sie es innerhalb kurzer Zeit geschafft, ihrem hungrigen Angreifer zu entkommen oder ihm eins mit der Keule überzubraten. Anschließend war die Sache erledigt und sie konnten sich wieder erholen.

Heutzutage dauern die Kämpfe viel länger. Tatsächlich ist meist gar kein Ende in Sicht. Aufgrund zu hoher Leistungsanforderungen befinden wir uns nahezu jeden Tag im Kampfmodus. Der Sympathikus versetzt unseren Körper in den Alarmzustand, damit wir den täglichen Leistungsdruck überstehen. Die Zeiten der Erholung werden immer weniger. Menschen, die auf ein Burnout zusteuern, befinden sich nahezu dauerhaft in diesem Kampf-oder-Flucht-Modus. Sie grübeln zu viel, atmen zu schnell und was die Kraftressourcen angeht, so laufen sie wegen Dauerüberlastung auf Reserve.

Im Fachjargon spricht man bei einer zu raschen und flachen Atmung von Hyperventilation. Dies muss Ihnen gar nicht zwingend auffallen. Sie machen ein paar Atemzüge mehr pro Minute, als für Sie auf Dauer gut ist.

Man könnte sagen, Sie reagieren ähnlich wie ein Auto, dessen Turbo zusätzlich Luft zuführt und dadurch die Motorleistung steigert. Auch beim Menschen führt ein höherer Sauerstoffgehalt im Blut zu einer Leistungssteigerung. Und für eine kurze Zeit kann es sich durchaus berauschend anfühlen, mit hohen Drehzahlen durch die Kurven Ihres Lebens zu rasen.

Behalten Sie allerdings den Fuß zu lange auf dem Gas beziehungsweise führen Sie ihrem Körper zu lange zu viel Sauerstoff zu, kommt es früher oder später zu Symptomen wie Konzentrationsproblemen, Schwindel, Unwohlsein im Magen, leichterer Reizbarkeit und Schlafstörungen. Die typischen Symptome des Burnouts.

Möchten Sie das gerne ausprobieren? Dann lassen Sie sich mal überraschen, was folgende Übung bei Ihnen bewirkt.

Bewerten Sie Ihre innere Ruhe/Unruhe auf einer Skala von 1 bis 10. Wie unruhig fühlen Sie sich?

ruhig	1	2	3	4	5	6	7	8	9	10	sehr unruhig

Beschleunigen Sie nun Ihre Atmung: Atmen Sie durch den Mund tief ein, so tief Sie können. Atmen Sie durch den Mund schnell und stoßartig aus.

Wiederholen Sie das rasche Ein- und Ausatmen so, dass Sie jede Sekunde mindestens einmal sehr tief einatmen und schnell und kurz wieder ausatmen.

Beobachten Sie sich: Es kann sein, dass Sie während der erhöhten Atmungsfrequenz bemerken, wie Ihnen wärmer wird und die Unruhe sich verstärkt. Eventuell wird Ihnen auch etwas schwindlig.

Hören Sie auf, sobald Sie Unruhe oder sonstiges Unwohlsein verspüren, spätestens jedoch nach zwei Minuten. Bewerten Sie erneut Ihre innere Ruhe/Unruhe auf einer Skala von 1 bis 10. Wie unruhig fühlen Sie sich?

ruhig	1	2	3	4	5	6	7	8	9	10	sehr unruhig

Durch diese Übung haben Sie sehr viel Sauerstoff eingeatmet – mehr, als Sie für die aktivitätsarme Situation benötigen. Sie haben hyperventiliert und werden Ihre Unruhe danach wahrscheinlich höher bewerten als vor der Übung. Vielleicht spüren Sie sogar bereits ein paar der typischen Burnout-Symptome, wie Unwohlsein, Erregtheit, Unruhe bis hin zur Ängstlichkeit.

Falls Sie keine Veränderung wahrnehmen, wiederholen Sie die Übung und achten Sie darauf, dass Sie so tief wie möglich durch den Mund einatmen und pro Sekunde mindestens einmal ein- und ausatmen.

Haben Sie es geschafft? Fühlen Sie sich nun deutlich schlechter als vor der Übung? Super! Sie haben vielleicht zum ersten Mal in Ihrem Leben Unruhe willentlich herbeigeführt. Sie konnten die Burnout-Symptome durch Hyperventilation in kürzester Zeit verstärken. Und das, weil Sie es wollten! Ich gratuliere Ihnen!

Bevor Sie auf mich ärgerlich werden, kommt nun die gute Nachricht: Sie sind

Ihren Symptomen nicht mehr hilflos ausgeliefert. Denn wenn Sie Ihre Unruhe und Ihre Beschwerden verstärken können, können Sie diese auch abschwächen. Und wenn Sie Ihre Beschwerden abschwächen können, können Sie sich von Ihrem Leidensdruck befreien. Mit folgender Anti-Burnout-Atmung können Sie Ihren Stress wie einen zu schweren Rucksack ablegen.

Möchten Sie wieder zur Ruhe kommen? Dann muss der zu viel eingeatmete Sauerstoff wieder raus. Dies gelingt, indem Sie länger aus- als einatmen und nach dem Ausatmen etwas warten, bevor Sie erneut einatmen. Ich zeige Ihnen nun eine faszinierend effiziente Methode, die Ihnen hilft, loszulassen und zur Ruhe zu kommen.

ACHTUNG: Diese beruhigende, kraftgebende und befreiende Atmung ist derart effizient, dass Ihr Körper binnen kürzester Zeit alle Aufregung loslässt. Mit jedem Ausatmen gehen Sie mehr und mehr in einen langersehnten Ruhezustand über. Sollte dabei Ihr Magen zu gluckern beginnen oder Sie einen leichten Schwindel verspüren, sind das typische Zeichen dafür, dass Ihr Körper ruhiger und ruhiger wird.

Wenn Sie an einem sehr niedrigen Blutdruck oder einer Herz-Kreislauf-Erkrankung leiden, stoppen Sie bereits nach

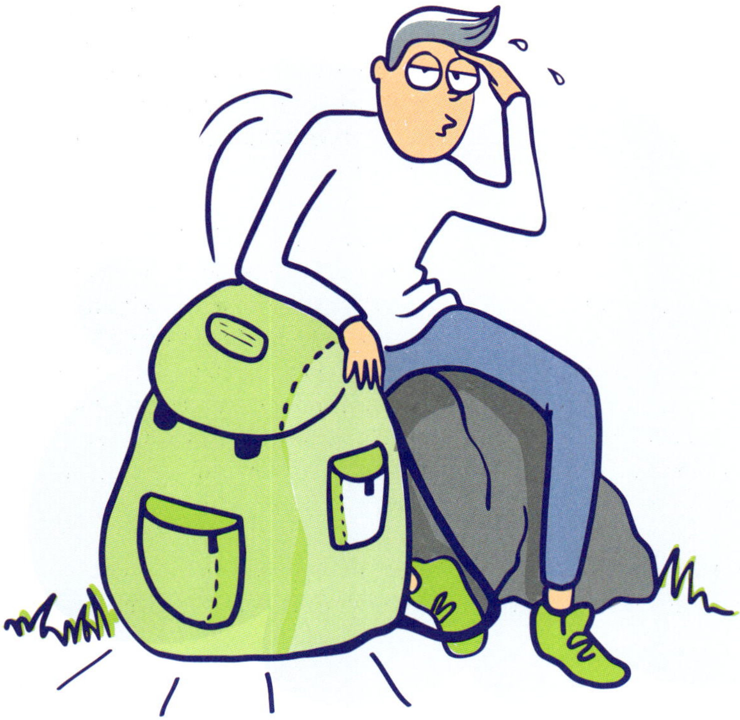

Für die Wissbegierigen

Viele Menschen denken, dass tiefes Ein- und Ausatmen beruhigt. Das Gegenteil ist der Fall. Vielmehr kommt es durch eine beschleunigte oder vertiefte Atmung zu einer Abnahme der CO_2-Konzentration im Blut. Eine niedrige CO_2-Konzentration geht mit einer höheren O_2-Konzentration einher. Und dies steigert Ihre innere Unruhe. Eine niedrige O_2-Konzentration führt eher zu einer Entspannung. Indem Sie durch langsames Ausatmen verhindern, dass Sie zu schnell zu viel CO_2 ausatmen, reduziert sich die O_2-Konzentration im Blut und Sie entspannen sich. Ihr Parasympathikus wird aktiviert.

wenigen Atemzügen, um wahrzunehmen zu können, wie die Übung auf Sie wirkt. Lassen Sie sich Zeit, die beruhigende Wirkung kommt ganz von allein.

Zur besseren Veranschaulichung finden Sie ein Video über diese gegen Burnout und Ängste so effiziente Befreiungs-Atmung im Internet unter: www.insglueck.at/anti-burnout-atmung

Die Anti-Burnout-Atmung

Bevor wir beginnen, bewerten Sie bitte Ihre momentane innere Ruhe/Unruhe auf einer Skala von 1 bis 10. Wie unruhig fühlen Sie sich?

ruhig	1	2	3	4	5	6	7	8	9	10	sehr unruhig

Strecken Sie zuerst ein paarmal den Bauch heraus und ziehen Sie ihn wieder ein. Üben Sie dies so lange, bis es Ihnen gelingt, den Bauch herauszustrecken, ohne dabei den restlichen Oberkörper zu bewegen. Ihre Schultern bleiben dabei ruhig.

Und nun beginnen wir mit der Anti-Burnout-Atmung.

EINATMEN: Atmen Sie durch die Nase ein, während Sie den Bauch herausstrecken. Im Laufe des Einatmens sollte Ihr Bauch weiter anschwellen. Zählen Sie während des Einatmens bis 4. Wichtig: Ihr Oberkörper und Ihre Schultern sollten beim Einatmen möglichst ruhig bleiben.

AUSATMEN: Nach dem Einatmen durch die Nase in den Bauch atmen Sie sofort durch den Mund wieder langsam aus. Zählen Sie während des Ausatmens langsam bis mindestens 8.

Üben Sie diese beruhigende Anti-Burnout-Atmung, bis Sie Ihren Rhythmus gefunden haben. Gehen Sie zum nächsten Schritt erst über, wenn Sie die Bauchatmung so beherrschen, dass Ihre Schultern und Ihr Oberkörper dabei ruhig bleiben. Denken Sie daran: Sie möchten den überschüssigen Sauerstoff loswerden, der Sie aktiviert und aufputscht. Folglich ist es wichtig, lange und langsam auszuatmen, damit sich der Sauerstoffanteil in Ihrem Blut nicht relativ zur CO_2-Konzentration erhöht.

Wenn Sie das beherrschen, kommen wir zum nächsten Schritt: Wir verstärken die beruhigende Wirkung der Anti-Burnout-Atmung noch weiter.

WARTEN: Nach dem langsamen Ausatmen durch den Mund (mit gespitzten Lippen) warten Sie, bevor Sie wieder mit dem Einatmen beginnen. Und zwar so lange, wie es für Sie angenehm möglich ist. Sie sollen dabei keine Atemnot bekommen. Ansonsten bleibt alles wie gehabt.

Wichtig: Machen Sie keinen Wettbewerb daraus. Die Anti-Burnout-Atmung darf leicht vonstattengehen. Es ist zwar normal, dass Sie sich anfangs schwertun und zunächst Ihren Rhythmus finden müssen, aber übertreiben Sie die Dauer des langsamen Ausatmens und des darauffolgenden Wartens nicht. Je länger Sie sich Zeit beim Ausatmen lassen, desto stärker ist die beruhigende Wirkung, jedoch sollte Ihnen der Atemrhythmus nach einer gewissen Übungsphase leichtfallen.

Wenn Ihnen die Anti-Burnout Atmung gut gelingt, sind Sie bereit für das Sahnehäubchen: die psychische Verstärkung.

Psychische Verstärkung

Stellen Sie sich vor, dass Sie beim Ausatmen (durch den Mund mit gespitzten Lippen) all Ihren Stress, Ihre Befürchtungen, all das was Sie in der Vergangenheit belastet hat, ausatmen. Während Sie die Luft durch Ihre gespitzten Lippen langsam auspusten, sagen Sie sich innerlich:

Tipp

Machen Sie die Übung vor einem Spiegel. Achten Sie darauf, dass sich beim Einatmen durch die Nase nur Ihr Bauch hebt. Schultern und Oberkörper bleiben ruhig.

Tipp

Damit Sie auch wirklich langsam ausatmen, können Sie den Luftstrom, der aus Ihrem Mund fließt, mit einer »Lippenbremse« verlangsamen. Dazu spitzen Sie die Lippen wie beim Pfeifen (oder Küssen). Atmen Sie so langsam aus, dass eine brennende Kerze vor Ihrem Mund ruhig brennt. Die Kerze darf nicht flackern und Ihre Ausatmung sollte nicht hörbar sein.

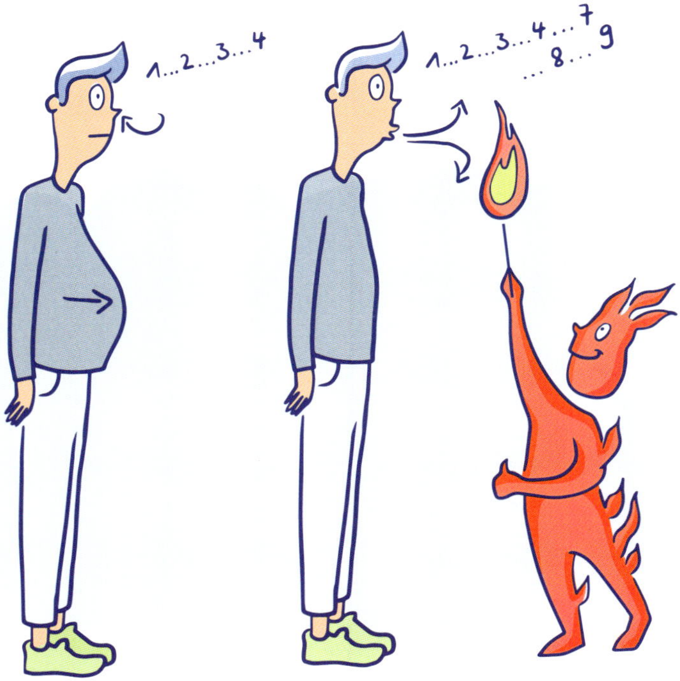

»Loslassen.« Und während Sie beim Ausatmen allen Stress loslassen, können Sie der ausgeatmeten Stresswolke nachsehen, die aus Ihrem Mund strömt und im Nichts verschwindet.

Falls Sie sich diese ausgeatmete Stresswolke nur schwer vorstellen können, dann hilft Ihnen vielleicht die Idee, dass der Stress Sie akustisch verlässt – mit einem bestimmten Ton oder einer bestimmten Melodie. Sie dürfen neugierig sein, welche Farbe Ihre Wolke hat oder welchen Ton Sie wählen, um loszulassen. Und mit jedem Ausatmen fühlen Sie sich leichter und leichter. Und mit jedem »Loslassen« werden Sie ruhiger und ruhiger.

Führen Sie die Anti-Burnout-Atmung ungefähr drei bis fünf Minuten durch. Bewerten Sie dann erneut Ihre innere Ruhe/Unruhe auf einer Skala von 1 bis 10. Wie ruhig fühlen Sie sich?

ruhig	1	2	3	4	5	6	7	8	9	10	sehr unruhig

Vergleichen Sie den Wert mit dem, den Sie zu Anfang eingetragen haben. Und?

Sie werden zu Ihrer Freude feststellen, dass Sie sich bereits deutlich ruhiger fühlen. Und dies nach nur wenigen Minuten!

Stellen Sie sich das Potenzial der Anti-Burnout-Atmung vor, wenn Sie diese

Weitere Tipps zur Anwendung

- Sie können die wohltuende Bauchatmung üben, indem Sie sich auf den Boden legen und ein Buch auf den Bauch legen. Beim Einatmen sollte sich das Buch heben und beim Ausatmen senken.
- Halten Sie keinesfalls nach dem Einatmen inne. In diesem Zustand haben Sie den meisten Sauerstoff in sich und dies würde zu einem gegenteiligen Effekt führen. Der eingeatmete Sauerstoff würde Sie aktivieren.
- Atmen Sie nach dem Einatmen sofort, aber langsam wieder durch die gespitzten Lippen aus. Und denken Sie an das Innehalten NACH dem Ausatmen.

öfter und dank mehr Übung lockerer und leichter durchführen! Sie haben hier eine höchst effiziente Methode an der Hand, um sich von Unruhe und Stress schnell zu befreien.

Bei fehlender Wirkung:
Sollte die Atmung bei Ihnen kaum wirken, lesen Sie sich die Anleitung bitte noch einmal in aller Ruhe durch. Kontrollieren Sie anschließend Ihre Atmung vor dem Spiegel:

- Hebt sich beim Einatmen nur der Bauch (Oberkörper und Schultern bleiben ruhig)?
- Atmen Sie SOFORT nach dem Einatmen durch die Nase LANGSAM wieder durch den Mund aus?
- Atmen Sie wesentlich langsamer und länger aus, als ein?
- Warten Sie nach dem Ausatmen, bevor Sie wieder einatmen?
- Haben Sie sich beim Ausatmen vorgestellt, wie Sie Ihre Wolke der Belastungen loslassen, und dabei innerlich »Loslassen« gesagt?

Weg 18: Atmen Sie sich in den Schlaf

Wenn Sie sich in einer fortgeschrittenen Phase des Burnouts befinden, leiden Sie wahrscheinlich auch des Öfteren unter Ein- oder Durchschlafschwierigkeiten. Ein gesunder Schlaf ist sehr heilsam und wichtig, um sich aus dem Burnout zu befreien. Ich zeige Ihnen nun, wie Sie das bereits Gelernte prima zum Einschlafen nutzen können.

Wenn Sie Schwierigkeiten beim Einschlafen haben, stehen Sie auf und machen Sie sich ein Glas Milch mit Honig oder einen beruhigenden Tee, z. B.: Melissen-, Baldrian- oder Kamillentee. Auch ein Glas Wasser tut gut und wirkt beruhigend auf die Sinne.

Empfehlung

- Gehen Sie auf www.insglueck/anti-burnout-atmung und schauen Sie sich das Video an.
- Führen Sie die Atmung täglich mindestens viermal täglich vier Minuten durch
- Achten Sie besonders in den ersten Tagen darauf, dass Sie sich zu 100 Prozent auf die Atmung konzentrieren. Es besteht die Gefahr, dass Sie sich mit falscher Atmung aktivieren statt beruhigen (z. B., wenn Sie zu wenig in den Bauch atmen oder nach dem Einatmen die Luft anhalten anstatt nach dem Ausatmen).
- Schenken Sie sich mindestens viermal täglich Ihre volle Aufmerksamkeit beim Atmen. Sie sind wichtig! Führen Sie diese Atemübung auch dann weiter fort, wenn es Ihnen bereits bessergeht und Ihr Leidensdruck verschwunden ist. Dies ist äußerst wichtig, damit Ihr Gehirn lernt, dauerhaft Hyperventilationen zu vermeiden und Sie auch in Zukunft stressresistenter bleiben.

Nach Genuss des beruhigenden Getränks legen Sie sich wieder ins Bett und führen die Anti-Burnout-Atmung durch. Denken Sie daran, in den Bauch einzuatmen, ohne dass Ihr Oberkörper sich hebt, und länger aus- als einzuatmen.

Es ist dabei sehr hilfreich, wenn Sie sich vorstellen, wie Sie den gefühlten Druck, einschlafen zu müssen, um morgen fit zu sein, ausatmen.

Hören Sie auf, sich unter Druck zu setzen. Sie müssen nicht einschlafen. Sie müssen nicht schlafen, um morgen fit zu sein. Sie wollen vielleicht morgen fit sein, Sie können vielleicht gut schlafen, aber Sie müssen nicht! Sie sind ein freier Mensch. Sie können tun, was Sie wollen!

Mit jedem Ausatmen können Sie den Druck, einschlafen zu »müssen«, loslassen. Sagen Sie sich innerlich beim Ausatmen: »Loslassen.« Stellen sich vor, wie Sie während dem Ausatmen dem ausgeatmeten Druck (in Form einer Wolke) nachschauen und diese am Horizont verschwindet.

Tipp

Befassen Sie sich zu später Stunde nicht mit dem Handy, Tablet oder Computer. Diese stören Ihren Melatoninhaushalt. Das Hormon Melatonin brauchen Sie für einen guten Schlaf.

Und auf einmal ist es Morgen.

Da diese besondere Atmung Sie bereits tagsüber deutlich ruhiger macht, können Sie vielleicht erahnen, wie herrlich einschläfernd diese Atmung wirkt, wenn Sie diese nachts anwenden, wenn Sie bereits müde im Bett liegen und nur aufgrund von Grübeln nicht schlafen konnten. Mit jedem Atemzug werden Sie ruhiger und ruhiger. Und obwohl es Ihnen vielleicht vollkommen egal ist, ob Sie einschlafen oder nicht, können Sie endlich ausatmen, loslassen und schlafen.

Wenn Sie schon etwas geübter sind, wird es Ihnen leichtfallen, in jeder Liegeposition diese Atmung durchzuführen. Sie brauchen nichts an Ihren Gewohnheiten zu ändern. Sie können liegen und schlafen, wie Sie es bevorzugen. Konzentrieren Sie sich einfach nur auf die Atmung und erlauben Sie sich, den Druck, schlafen zu müssen, loszulassen. Mit jedem Ausatmen lassen Sie los.

In diesem Sinne wünsche ich Ihnen eine gute Nacht! Schlafen Sie gut.

Weg 19: Think Pink!

Wie schon erwähnt, vermeiden manche Menschen, enttäuscht zu werden, indem sie gleich vom Schlimmsten ausgehen. Sie denken viel über sogenannte

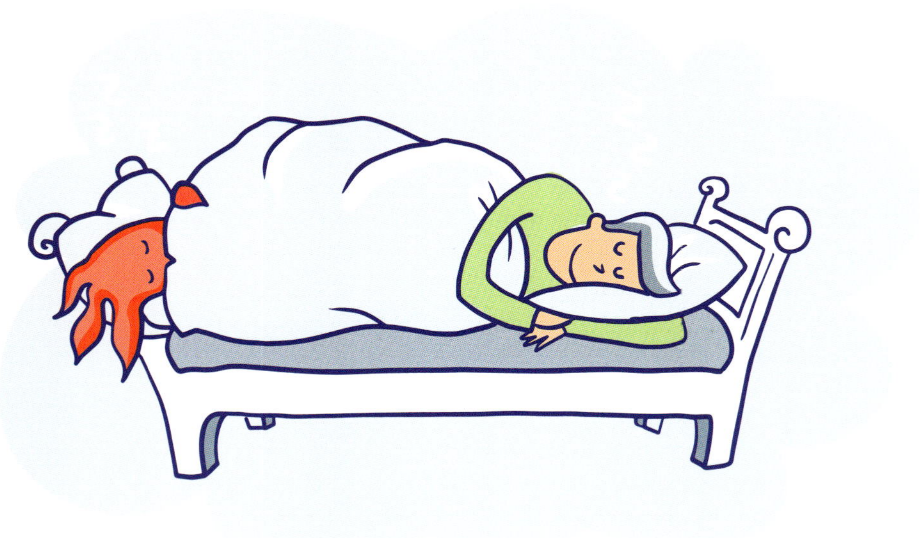

Worst-Case-Szenarien nach und haben sich den trügerischen Glaubenssatz angeeignet:

Lieber rechne ich mit dem Schlimmsten, dann kann ich nicht enttäuscht werden.

Der Gedanke, sich auf etwas zu freuen, das dann nicht eintritt, erscheint ihnen so belastend, dass sie lieber gleich auf Nummer sicher gehen.

Das Problem an diesem Glaubenssatz? Menschen, die sich nicht erlauben, positiv zu denken, verlernen, sich zu freuen. Da ihre Gedanken meist um eine belastende Zukunft kreisen, wird ihr Leben ihre pessimistische Erwartungshaltung erfüllen und sehr viel Negatives für sie bereithalten.

Dazu eine kurze Geschichte: Frusti, ein vom Leben enttäuschter Hund, kommt in einen Vergnügungspark. Frusti hat schon einige schlimme Erfahrungen in seinem Hundeleben gemacht. Daraus hat er gelernt, sich seinen Artgenossen gegenüber vorsichtig und skeptisch zu verhalten. Natürlich würde er sehr gerne mit ihnen spielen und Spaß haben. Doch leider erscheinen ihm die anderen Hunde allesamt eher bissig und unberechenbar zu sein. Und da Frusti nicht dumm ist, geht er lieber auf Nummer sicher. Schließlich möchte er ja nicht gebissen werden. Sobald ein anderer Hund naht, knurrt Frusti.

Auf seiner knurrenden Expedition durch den Vergnügungspark kommt er zu einem Spiegelkabinett. Plötzlich sieht der arme Frusti sich umringt von anderen aggressiv wirkenden Hunden. Frusti knurrt. Doch leider knurren auch die vielen anderen Hunde um ihn herum. Frustis Körper geht in den Kampf-oder-Flucht-Modus. Er zieht seine Lefzen hoch und fletscht die Zähne.

Doch die Hunde lassen sich nicht einschüchtern. Sie knurren ihn an und fletschen ebenfalls ihre Zähne. Frusti hat jetzt echt Stress. Doch Frusti ist Stress gewöhnt und er ist ein Kämpfer. Mit vorgetäuschtem Selbstbewusstsein versucht er, die aggressiven Hunde zu verbellen.

Leider vergebens. Je lauter er bellt, desto lauter bellen die anderen. Je aggressiver er sich verhält, desto aggressiver werden die anderen. Schließlich zieht er den Schwanz ein und flieht frustriert, so schnell ihn seine Beine tragen, aus dem Vergnügungspark. Wieder einmal hat es sich für ihn bewahrheitet: Das Leben ist ein einziger Kampf.

Während Frusti noch auf der Flucht vor seinen aggressiven Artgenossen ist, trottet Happy schwanzwedelnd in den Vergnügungspark. Happy ist eine sehr fröhliche Hündin, die gerne mit Artgenossen spielt. Schließlich entdeckt Happy ebenfalls das Spiegelkabinett. Neugierig und fröhlich schnüffelnd trippelt sie in diesen seltsamen Raum. Da, plötzlich sieht sie weitere Hunde um sich herum. Sie hat keine Ahnung, woher die plötzlich gekommen sind. Doch Happy freut sich riesig über die schwanzwedelnden Artgenossen. So viele Hunde und alle scheinen sie zu mögen. Voller Übermut springt sie in die Luft. Und zu ihrer riesengroßen Freude hüpfen auch die anderen Hunde voller Begeisterung in die Luft.

Happy ist überglücklich. Freunde zu haben ist toll. Was für ein schönes Leben sie doch hat!

Und wer sind Sie: Frusti oder Happy? Die Umwelt reagiert auf Ihre Erwartungshaltung und spiegelt Ihnen Ihre Lebenseinstellung. Wer Positives erwartet, wird mit viel höherer Wahrscheinlichkeit Positives erleben. Das ist mit »Think pink« gemeint – Sie kennen doch die sprichwörtliche rosa Brille?

Sie müssen nicht wie ein verliebter Teenager durch die Welt rennen, aber es wird Ihnen ohne jeden Zweifel guttun, positiv durchs Leben zu gehen. Denn wer Schlimmes erwartet und alles durch die graue Brille sieht, für den trifft es auch eher ein. Wenn Sie locker und leicht, mit Freude im Herzen, möglichst viel Schönes erleben wollen, verschwenden Sie nicht Ihre Lebenszeit damit, sich auf das Schlechte vorzubereiten. Bereiten Sie sich stattdessen auf das Gute vor. Was immer

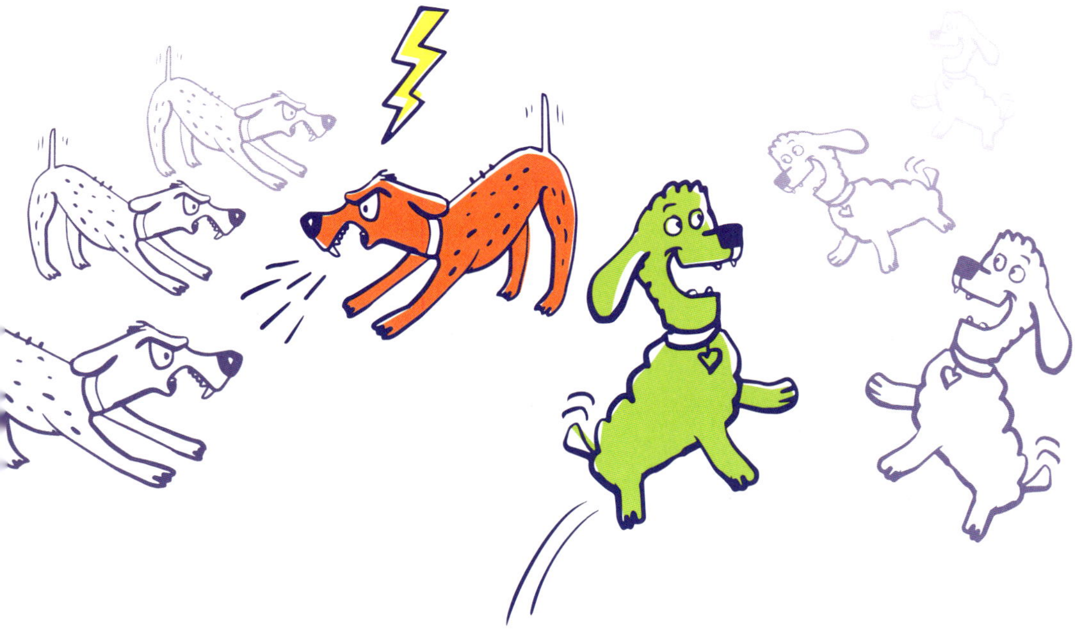

die Zukunft Ihnen bringen mag, Sie leben jetzt und Sie dürfen sich freuen.

Ich weiß: Das ist für viele, die gewohnt sind, aus Sicherheit grundsätzlich vom Negativen auszugehen, sehr schwer. Und es bleibt der Einwand: »Aber ich muss mich doch aufs Negative vorbereiten. Sonst werde ich vom Schlechten überrollt, weil ich so naiv war, vom Guten auszugehen.«

Wenn Sie so denken, bitte überlegen Sie sich Folgendes: Es gibt keine absolute Sicherheit. Sie jagen einer Sicherheit nach, die es nicht gibt. Sie können heute auf die Straße gehen und von einem herunterfallenden Dachziegel erschlagen werden. Oder von einem Auto überfahren werden oder einen Herzinfarkt haben, oder, oder ... Wenn Sie sich auf diese furchtbaren Möglichkeiten vorbereiten wollen, hören Sie genau in dem Moment auf, glücklich zu sein, wo Sie damit beginnen, sich dagegen abzusichern. Je öfter Sie an einen Herzinfarkt denken, desto mehr Stress erzeugen Sie und desto eher bekommen Sie einen.

Jagen Sie nicht einer unerreichbaren Sicherheit hinterher. Wenn Sie Ihr Leben damit verbringen, auf Nummer sicher zu gehen, leben Sie nie. Bleiben Sie im Hier und Jetzt und freuen Sie sich, so wie Happy im Vergnügungspark des Lebens. Seien Sie bereit sich von Ihrer Zukunft positiv überraschen zu lassen.

Zusammenfassung

Grübeln kostet Kraft und demotiviert. Wer wieder in die Kraft kommen möchte, der sollte damit aufhören, sich Gedanken darüber zu machen, was in der Vergangenheit war oder in der Zukunft einmal sein könnte. Leben Sie im Hier und Jetzt. Im Hier und Jetzt lesen Sie dieses Buch. Je besser es Ihnen gelingt, Ihre Umwelt in der Gegenwart wahrzunehmen, desto leichter wird es Ihnen fallen, innere Unruhe und Stress loszuwerden.

Setzen Sie Ihre Reise aus dem Burnout fort, indem Sie Ihre Umwelt bewusst mit all Ihren Sinnen wahrnehmen. Achtsamkeitsübungen, wie Sie sie in diesem Kapitel kennengelernt haben, helfen hervorragend, ein zu schnell denkendes Gehirn wieder ruhiger werden zu lassen. Stoppen Sie belastendes Gedankenkreisen durch Zählen und erfahren Sie, wie effizient die Anti-Burnout-Atmung sich auf Ihr Wohlbefinden und Ihren Schlaf auswirken. Erleben Sie die Kraft des positiven Denkens.

Gehirntraining

Ihr Gehirn ist lernfähig – Sie werden staunen, wie sehr. Sie können sich systematisch antrainieren, die Herausforderungen des Lebens mit Leichtigkeit und Freude anzunehmen.

Sie haben ein Gehirn mit bestimmten Eigenschaften und Fähigkeiten. Und es ist nun mal so, wie es ist, und wird auch immer so bleiben – oder nicht?

Wenn Sie glauben, sich mit Ihren Gefühlen und Ihrem vielleicht gestressten Gehirn nun mal arrangieren zu müssen, weil Sie nicht wirklich Einfluss darauf haben, wie Sie denken und fühlen, habe ich eine gute Nachricht für Sie: Sie können Ihr Gehirn trainieren und es leistungsfähiger, glücklicher und entspannter machen. Genauso wie Sie die Möglichkeit haben, sich durch regelmäßiges Fitnesstraining einen sportlichen Körper zu formen, haben Sie auch Einfluss auf die neuronale Vernetzung Ihres Gehirns. Ihr Gehirn hat die Fähigkeit sich weiterzuentwickeln. Es kann von Ihnen in fast jede Richtung trainiert werden. Großartig, oder?

Wenn Sie öfters joggen gehen, wachsen Ihre Muskeln und Herz und Lungen werden leistungsfähiger, mit dem Ergebnis, dass Sie in Zukunft leichter weitere Strecken laufen können. Ähnlich verhält es sich mit Ihrem Gehirn. Wenn Sie öfters in einer bestimmten Art und Weise denken, vernetzen sich Ihre Neuronen so, dass Sie in Zukunft leichter in der gleichen Art und Weise denken können.

Merkt Ihr Gehirn zum Beispiel, dass Sie sich wiederholt bei einem noch zur Hälfte gefüllten Glas darüber freuen, dass Sie noch ein halb volles Glas haben, wird ein halbvolles Glas Wasser bei Ihnen in Zukunft eher positive Emotionen auslösen.

Zusätzlich lernt Ihr Gehirn auch zu globalisieren, das heißt, dass nicht nur das Glas Wasser Freude auslöst, sondern auch der Tisch und schließlich der ganze Raum, wo Sie das Glas Wasser genossen haben.

»Ich habe noch ein halb volles Glas Wasser. Fein, ich freue mich!«

Diese Veränderung gelingt dem Gehirn durch eine flexible Vernetzung seiner Neuronen. Öfter Gedachtes wird neuronal besser verknüpft. Sie können diesen Vorgang auch mit unserem Straßennetz vergleichen. Wege, die stark befahren werden, werden ausgebaut und verbreitert. Bei hohem Verkehrsaufkommen werden schließlich Autobahnen gebaut, die leicht und schnell befahren werden können. Genauso läuft es auch im Gehirn – immer wieder benötigte neuronale Verbindungen sind besonders gut ausgebaut und funktionieren bestens.

Wenn Sie hingegen öfters denken: »Das Glas ist halb leer«, wird die Verbindung »Glas Wasser« und »leer« stärker ausgebaut. Aufgrund dieser zunehmend gut ausgebauten Verbindung bewirkt bei Ihnen der Anblick eines zur Hälfte gefüllten Glases Wasser eher negative Gedanken. Das Gehirn speichert negative Gefühle gemeinsam mit Ihrem Glas Wasser ab. Was dazu führt, dass auch andere Gegenstände und Situationen, welche mit dem halbleeren Glas in Verbindung stehen, zunehmend mit unangenehmen Gefühlen besetzt werden.

Um es auf den Punkt zu bringen: Je öfter Sie positiv denken, desto mehr verändert sich Ihr Gehirn hin zum positiven Denken. Je öfter Sie negativ denken, desto leichter werden Sie negativ denken.

Zu Beginn Ihres Gehirntrainings – solange Ihre negativen neuronalen Gedankenbahnen noch stärker trainiert sind als die positiven –, werden Sie sich schwertun, Ihre Umwelt positiver wahrzunehmen. Menschen, die gewohnt sind, negativ zu denken, betrachten positiv denkende Menschen gerne als realitätsferne Träumer. Alles Negative hingegen entspricht ihrer Ansicht nach viel eher der Realität.

Es ist wie beim Krafttraining. Zu Beginn werden Sie die Hantel nur schwer heben können und noch keine Veränderung an Ihrem Körper wahrnehmen. Aber wenn Sie dranbleiben, wächst der »positive Gehirnmuskel«.

Hiermit lade ich Sie ein, Ihr Gehirn zu trainieren. Verstärken Sie all jene neuronalen Verbindungen, die Ihnen guttun. All die belastenden, stresserzeugenden Nervenbahnen bauen sich ganz von allein ab, wenn Sie diese nicht mehr nutzen. Stellen Sie sich einmal vor, wie schön das Leben ist, wenn Sie sich wieder freuen können und entspannt, voller Lebenskraft, Ihr Leben genießen.

Es folgen nun Methoden, die Ihnen helfen, Ihr Gehirn positiv zu trainieren.

Weg 20: Stoppschild

Je öfter Sie positiv denken, desto leichter denken Sie positiv. Je öfter Sie negativ denken, desto leichter denken Sie negativ. Diese Tatsache können Sie für sich gewinnbringend einsetzen. Alles, was Sie dafür brauchen, ist eine Art inneres Alarmsystem, welches bei jedem negativen Gedanken Alarm schlägt. Der Einbrecher hierbei ist der negative Gedanke, welcher in Ihr Lebensglück »einbricht«.

Womöglich gibt es bei Ihnen eine ganze Menge von negativen Gedanken. Sie werden überrascht sein, um wie viel kraftvoller sich Ihr Leben anfühlt ohne diese Einbrecher.

Aber wie installiert man sein ganz persönliches Alarmsystem? Ganz einfach: Bemerken Sie einen negativen Gedanken, führen Sie folgende Schritte durch:

Schritt1: Denken Sie an ein Stoppschild.

Schritt 2: Betrachten Sie dieses Verkehrsschild genau von allen Seiten. Sie können dabei auch eindringlich »STOPP!« zu sich sagen.

Schritt 3: Biegen Sie in Ihrer Vorstellung vor dem Stoppschild in eine neue Richtung ab und gehen Sie auf drei positive Gedanken zu.

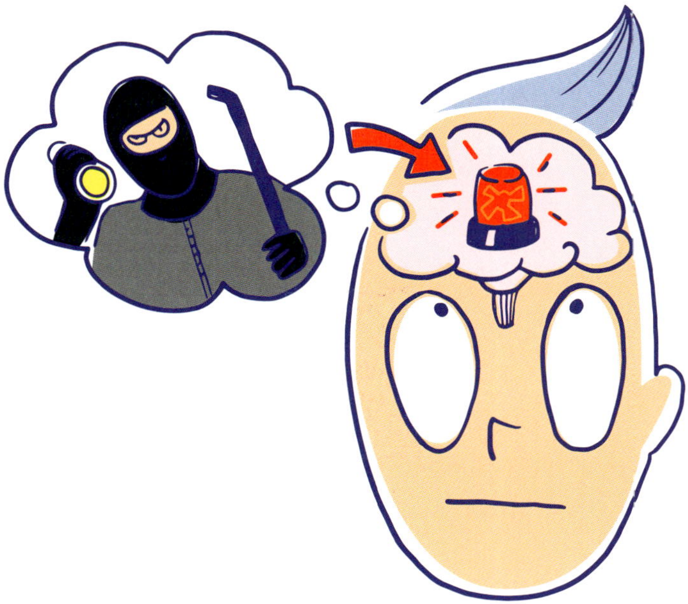

Wenn zum Beispiel der negative Gedanke lautet: »Hoffentlich werde ich nicht krank«, schauen Sie sich das Stoppschild an. Prägen Sie sich die Schrift ein. Anschließend biegen Sie in eine neue Richtung ab und denken sich: »Ich bin gesund!«, »Ich habe ein Zuhause«, »Ich esse gerne Pfannkuchen.«

Falls Sie in Wahrheit nicht gesund sind, können Sie sich als positive Anregung auch denken: »Ich erlaube mir, mit jedem Tag gesünder und gesünder zu werden!«

Viele meiner Klienten sind von dieser einfachen Technik begeistert. Manche geben mir die Rückmeldung, dass sie zwar zu Beginn einen ganzen Wald voller Stoppschilder benötigten, doch dann wurden es immer weniger und schließlich dachten sie immer seltener negativ und viel öfters und leichter positiv.

Wichtig bei dieser Methode ist, dass Sie lernen, Ihre negativen Gedanken tatsächlich wahrzunehmen. Achten Sie auf Ihre Gedanken! Vielen Menschen fallen ihre negativen Gedanken leider gar nicht auf. Sie sind sie schon zu stark gewöhnt. Seien Sie auf der Hut. Sonst rauben Ihnen die negativen Gedanken Ihre Lebenslust. Wie bei Einbrechern spricht es sich in Ihrem Gehirn herum, dass Sie kein Alarmsystem installiert haben. Was dazu führt, dass immer mehr negative Gedan-

Tipp:

Lassen Sie Ihre positiven Gedanken Realität werden. Stellen Sie sich die drei positiven Gedanken (Situationen) möglichst detailliert vor. Fragen Sie sich dann:

- Wie fühlen Sie sich in der gedachten positiven Situation?
- Was haben Sie für eine Körperhaltung, wenn Sie sich so gut fühlen? Vermutlich stehen Sie aufrecht und Ihre Schultern sind nach hinten gedrückt. Nehmen Sie diese positive Körperhaltung ein.
- Falls Sie in dieser gedachten Situation sprechen würden, wie klänge Ihre Stimme?
- Was gefällt Ihnen am meisten in der gedachten Situation?
- Wo in Ihrem Körper spüren Sie das gute Gefühl besonders stark?
- Wie wirken Sie auf andere in dieser Situation?

ken in Ihr Gehirn einbrechen und Sie mit Grübeln und Frust zurücklassen.

Ab sofort stellen Sie sich bitte bei jedem negativen Gedanken das Stoppschild vor. Anschließend biegen Sie in eine neue Richtung ab und denken drei positive Gedanken. Lassen Sie diese Gedanken in Ihrer Vorstellung Realität werden.

Es gibt so viele Wege aus dem Burnout. Ist das nicht schön?

Weg 21: Trainieren Sie Ihr Alarmsystem

Depressionen und Burnout sind unter anderem die Folge von negativem Denken. Negative Gedanken erzeugen negative Gefühle und diese führen zu Stress und schließlich in die Erschöpfung.

Fatalerweise bemerken wir oft gar nicht, dass wir unsere Umwelt negativ wahrnehmen oder pessimistisch in die Zukunft blicken. Viele negative Gedanken laufen unbewusst ab.

Wie kann man etwas verändern, wenn man es gar nicht bewusst wahrnimmt? Die gute Nachricht ist, dass Sie sich Ihre unbewussten Gedanken mit etwas Übung wieder bewusst machen können. Und sobald sie Ihnen bewusst sind, können Sie sie aktiv verändern, zum Beispiel mithilfe der Stoppschild-Technik.

Unbewusste stresserzeugende Gedanken bewusst machen

Angenommen, Sie fühlen sich nicht gut. Folgende Vorgehensweise hilft Ihnen, unbewusste negative Gedanken aufzufinden:

- Achten Sie möglichst häufig darauf, wie Sie sich fühlen
- Fühlen Sie, ob Ihnen etwas guttut bzw. Energie bringt oder ob es Kraft kostet.
- Wenn Sie traurig, gereizt oder unruhig sind, hatten Sie zuvor (unbewusst) negative Gedanken
- Erforschen Sie Ihr momentanes negatives Gefühl: Wie genau fühlen Sie sich? Fühlen Sie Wut, Traurigkeit, eine innere Spannung, eine Leere, Zerrissenheit ...?
- Wo in Ihrem Körper spüren Sie dieses Gefühl besonders deutlich: im Kopf, im Oberkörper, im Hals ...?
- Was haben Sie zuletzt gemacht? Hat Sie etwas vielleicht an eine belastende Situation oder an einen Konflikt mit einer Person erinnert?
- Und nun der wichtigste Schritt: Was waren Ihre letzten Gedanken?

Mithilfe dieser einfachen Technik wird es Ihnen gelingen, Ihre belastenden (unbewussten) Gedanken aufzuspüren.

Sobald Sie wissen, welche Gedanken die negative Stimmung in Ihnen hervorgerufen haben, können Sie die Methoden aus diesem Buch anwenden, wie z. B. das Stoppschild, die Think-Pink-Technik, wo Sie sich ein Happy End vorstellen, die Gedankenumwandlungstabelle und vieles mehr.

Sollten Sie keinen unbewusst negativen Gedanken finden, ist das auch in Ordnung. Denn durch die hier geschilderte Technik achten Sie mehr auf Ihr Wohlbefinden und verfeinern damit Ihre Wahrnehmung und lernen zu erkennen, was Ihnen Kraft raubt und wodurch Sie Energie gewinnen.

Weg 22: Gedankenumwandlungstabelle

Zusätzlich zur Stoppschild-Technik gibt es noch eine weitere gute Methode, Ihren »positiven Gehirnmuskel« zu trainieren. Wie beim Stoppschild ist die Voraussetzung für das Gelingen dieser effizienten Methode, dass Sie auf Ihre Gedanken achten und auf negative Gedanken umgehend reagieren. Trainieren Sie sich ein positives Gehirn heran und erfreuen Sie sich schon bald einer spürbaren Erleichterung.

Hierzu finden Sie in diesem Buch eine Tabelle (Seite 73): Kopieren oder zeichnen Sie diese auf ein größeres Blatt Papier, damit Sie die Gedankenumwandlungstabelle in den nächsten 14 Tagen immer leicht zur Hand haben (zum Beispiel in Ihrem Kalender, in der Jackentasche oder Handtasche). Dann geht's los mit dem Training:

Spalte 1: Hier kommt Ihr zuletzt gedachter negative Gedanke hin, z. B.: »Ich schaffe das nicht.«

Spalte 2: Hier notieren sie Ihre Gefühle: Welche Gefühle löst dieser negative Gedanke bei Ihnen aus, z. B.: Unruhe, Frust, Traurigkeit …?

Spalte 3: Wandeln Sie nun den negativen Gedanken in einen positiven um, z. B.: »Ich bin der Beste«, »Ich bin gesund«, »Ich freue mich auf heute Abend.«

Spalte 4: Welche Gefühle löst dieser neue Gedanke bei Ihnen aus?

Wenn Sie derzeit alles eher negativ wahrnehmen, werden Sie sich wahrscheinlich zu Beginn mit der dritten Spalte schwertun. Falls Ihnen kein positiver Gedanke einfällt, hilft folgender Trick: Denken Sie an eine Person, die sehr optimistisch durchs Leben geht. Was für einen Gedanken würde diese Person in Ihrer Situation wohl haben?

Vielleicht stoßen Sie sich auch daran, dass Sie zwar einen positiven Gedanken aufschreiben können, aber nicht daran glauben und daher nichts Positives fühlen können. Das ist in Ordnung und mindert nicht den Erfolg dieser Übung. Wie schon erwähnt: Es ist wie beim Krafttraining. Am Anfang Ihrer sportlichen Ertüchtigungen fühlen Sie sich noch schwach. Alles ist anstrengend und Ihre gewünschte Muskelkraft ist noch nicht

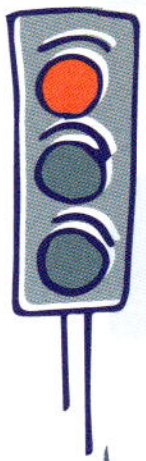

Negativer Gedanke	Gefühl	Positiver Gedanke	Gefühl
Ich schaffe das nicht	Unruhe, Frust, Traurig	Ich schaffe das	Motiviert, lebenslustig
Chef nervt	Wut, Frust	Meine Kollegin ist nett	Motiviert, Freude
Alle Ampeln sind auf rot	Frust, hilflos demotiviert	Ich merke mir die grünen...	Motiviert, Freude
Ich bin unfähig	Traurig, depressiv	Ich kann das locker	Freude, Leichtigkeit
Das Projekt wird scheitern	Frust, depressiv, traurig, hilflos	Das Projekt wird ein Erfolg	Freude
Ich habe Kopfschmerzen	Antriebslos	Ich mache Pause und genieße...	Antrieb
Die Welt ist so schlecht	Frust, antriebslos	Ich freue mich auf meine Kinder	Freude

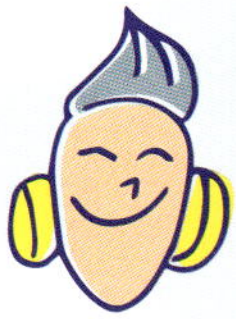

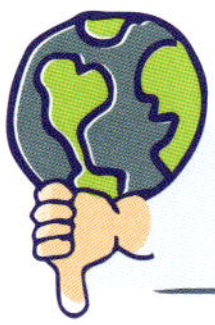

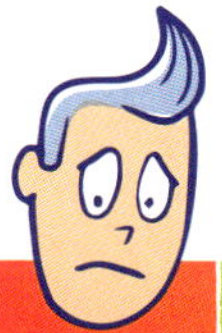

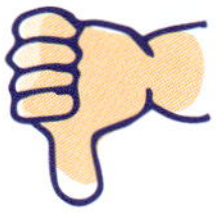

Negativer Gedanke	Gefühl	Positiver Gedanke	Gefühl

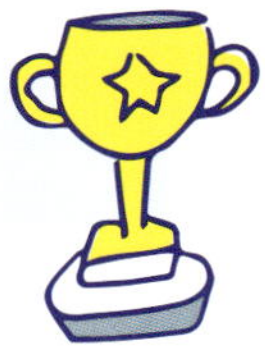

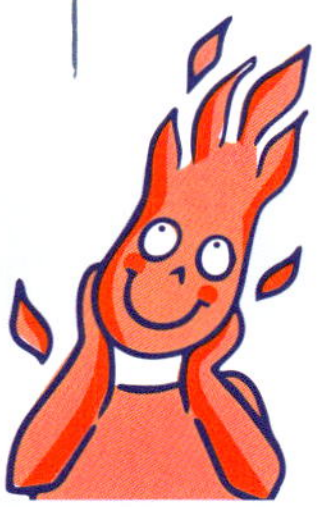

vorhanden. Und daran wird sich in den ersten Stunden auch nicht viel ändern. Aber im Laufe von ein paar Trainingseinheiten wachsen Ihre Muskeln und Sie dürfen sich über einen sportlichen Körper freuen. Auch wenn Sie momentan noch nicht daran glauben: Bald können Sie auch schwerere Lasten des Lebens mit Leichtigkeit heben.

Es stört nicht, dass Sie den positiven Gedanken in Spalte drei im Moment noch nicht fühlen, z. B.: »Ich bin gut, so wie ich bin.« Mit jeder erneuten Umformulierung trainieren Sie aber Ihr Gehirn und beeinflussen dessen neuronale Vernetzung. Sie werden immer leichter positiv denken und sich dabei immer besser fühlen.

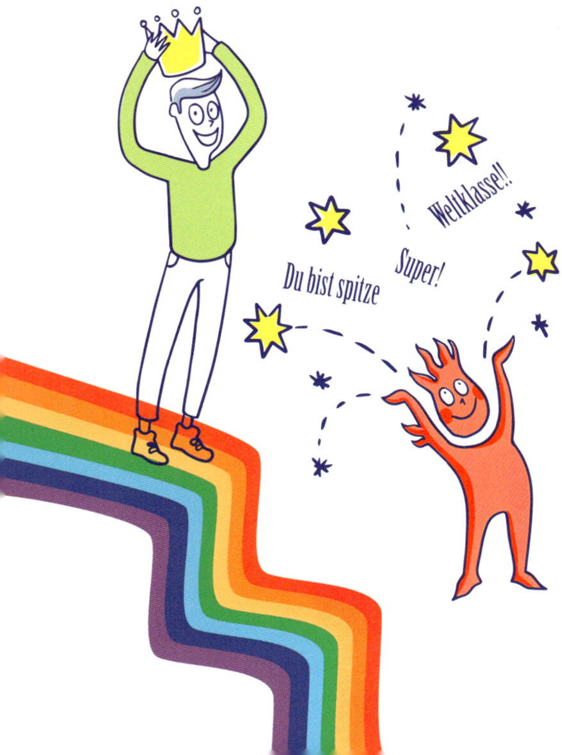

Lassen Sie den positiven Gedanken einfach nur mal in Ihrer Vorstellung wahr werden. Erlauben Sie sich kurz zu träumen. Ihr Traum trainiert Ihr Gehirn und erzeugt die Basis für eine neue Wahrheit.

Sahnehäubchen vor dem Schlafengehen

Jeden Abend vor dem Schlafengehen falten Sie das Blatt in der Mitte, so dass Sie auf einer Seite nur die dritte Spalte mit den positiven Gedanken und die vierte Spalte mit den positiven Gefühlen dazu sehen. Die ersten beiden Spalten schauen Sie sich bitte nie wieder an. Schließlich wollen Sie ja das Positive trainieren und nicht das Negative.

Lesen Sie sich vor dem Schlafengehen die positiven Gedanken und Gefühle noch einmal durch, am besten laut, und lassen Sie diese positiven Gedanken in Ihrer Vorstellung real werden.

- Was fühlen Sie z. B. beim Gedanken »Ich schaffe das«?
- Wo im Körper spüren Sie dieses Gefühl?
- Was oder wen sehen Sie, vor sich, wenn Sie es geschafft haben?
- Wie fühlt es sich für Sie an, anderen zu erzählen, dass Sie es geschafft haben?
- Was hören Sie in dieser ganz besonderen Situation? Hören Sie Applaus, anerkennende Worte oder Ihre beschleunigte Atmung, nachdem Sie ein sportliches Ziel erreicht haben? Vielleicht aber einfach nur eine beglückende Stille.

Sollten Sie im Moment noch nichts Positives fühlen können, stellen Sie sich vor, wie es sich anfühlen würde, wenn Sie die positiven Gefühle spüren könnten.

Damit diese Übung gut funktioniert, formen Sie zwei Wochen lang alle negativen Gedanken in positive Gedanken um. Danach haben Sie so viel Übung, dass Sie diese automatisch im Kopf umwandeln.

Zu Beginn des Trainings wiederholen sich bei vielen Menschen die gleichen negativen Gedanken. Sollten Sie einen negativen Gedanken mehrmals denken, schreiben Sie diesen bitte jedes Mal auf und wandeln Sie ihn immer wieder aufs Neue um. Genauso, wie Sie beim Krafttraining auch dieselbe Hantel immer wieder heben. Trainieren Sie und schenken Sie sich Kraft und Leichtigkeit.

Weg 23: In der Kürze liegt die Würze

Vermeiden Sie langes Grübeln. Negative Gedanken erzeugen negativen Emotionen und wiederholt negatives Denken trainiert Ihr Gehirn – wie Sie bereits wissen – in Richtung Erschöpfung. Tun Sie sich Gutes und vermeiden Sie negatives Gehirntraining. Befassen Sie sich möglichst kurzzeitig mit einem Problem, das Sie belastet, auch wenn Ihr Wunsch noch so groß ist, es sofort zu lösen. Geben Sie dieser »Problemlösesucht« nicht nach.

Hier hilft es, wenn Sie sich fixe Zeiten vorgeben, in denen Sie sich mit einem Problem beschäftigen dürfen. Zum Beispiel: »Heute um 17 Uhr darf ich mir eine halbe Stunde Gedanken darüber machen, ob ich meinen Job kündige.«

Ist die halbe Stunde zu Ende, führen Sie die zuvor beschriebene Stoppschild-Technik durch. Denken Sie an das Stoppschild und biegen Sie in Richtung dreier positive Gedanken ab, die Sie sich anschließend möglichst real und lebendig vorstellen.

Will Ihr Gehirn sich außerhalb der von Ihnen festgesetzten Zeiten mit dem Problem befassen, wenden Sie erneut die Stoppschild-Technik an.

Zusammenfassung

Ihr Gehirn ist trainierbar. Arbeiten Sie bewusst daran, die negativen »Gedankenstraßen« in Ihrem Gehirn nicht mehr zu befahren. Bauen Sie die positiven Straßen aus. Dazu dürfen Sie gezielt üben, negative Gedanken durch positive zu ersetzen und sich immer wieder darauf konzentrieren, im richtigen Moment Stoppschilder zu setzen und in eine andere Richtung abzubiegen. Ihr Alarmsystem wird sich so verbessern und Sie werden die negativen Gedanken immer früher erkennen und leichter loslassen können.

Ernährung, die glücklich macht

Vielleicht kennen Sie das Sprichwort: »Was man isst, das ist man!« Glauben Sie mir: Da ist viel Wahres dran – das Essen kann tatsächlich helfen, ein Burnout zu überwinden.

Die richtige Ernährung hat einen enorm positiven Effekt auf die Psyche und unser gesamtes Wohlbefinden. Die kraftgebende Wirkung einer Ernährungsumstellung auf die Gefühle meiner Klienten überrascht mich selbst immer wieder aufs Neue.

Es existieren zahlreiche Nahrungsmittel, welche Sie dabei unterstützen, positiv zu denken und zu fühlen. Und da gibt es viel mehr als nur Schokolade, die leider dick macht und dadurch auf lange Sicht eher frustriert. Viele Vitamine und Nährstoffe hingegen helfen Ihnen, auch unter Stress belastbar zu bleiben. Und manche Nahrungsmittel beeinträchtigen Ihre Leistungsfähigkeit, so zum Beispiel Zucker. Zu viel Zucker führt zu Stimmungsschwankungen, schwächt Ihr Immunsystem und vermindert auf lange Sicht Ihre Leistungsfähigkeit.

Damit Sie Ihre Reise aus dem Burnout noch weiter beschleunigen, zeige ich Ihnen auf den Wegen 24 bis 27, welche burnoutfördernden Dinge rund um das Essen Sie vermeiden sollten, und auf den Wegen Weg 28 und 29, was Sie ändern können, um sich schneller wieder gesund und fit zu fühlen. Mit dem richtigen Timing für die Mahlzeiten (ja, auch das ist wichtig!) befassen sich die Wege 30 bis 32 und zum Schluss gehen wir in den Wegen 33 bis 35 auf die fantastischen Heilkräfte der Natur ein. Hier werden Sie viele großartige und völlig natürliche Heilmittel entdecken, die Ihnen helfen, Verdauung, Stimmung und Schlaf in den Griff zu bekommen.

Weg 24: Trinken Sie viel Wasser

Der menschliche Körper besteht zu 70 Prozent aus Wasser. Damit Ihr Körper und Ihre Psyche einwandfrei funktionieren können, ist es wichtig, dass Sie ausreichend Wasser zu sich nehmen. Sie sollten ungefähr 2 bis 2,5 Liter pro Tag trinken. Im Sinne der Verträglichkeit empfiehlt sich eher stilles Wasser.

Tipp

Nehmen Sie ein Gefäß, von dem Sie wissen, wie viel Wasser es aufnimmt, z. B. eine 1-Liter-Flasche. Mithilfe dieser Flasche können Sie gut kontrollieren, ob Sie über 2 Liter kommen. Notieren Sie sich, wie oft Sie die Flasche im Lauf des Tages neu aufgefüllt haben. Manche Leute finden es schwierig, so viel zu trinken. Gewöhnen Sie sich an, jede Viertelstunde einen Schluck zu nehmen – da gehen die zwei Liter wie von allein weg.

Weg 25: Meiden Sie Kaffee!

Was soll ich? Den Kaffee weglassen – unmöglich! Der ist für mich lebensnotwendig.

Das ist der erste Gedanke vieler Menschen auf dieses Ansinnen. Kaffee ist ihr Lebenselixier, ohne das sie morgens nicht in Schwung kommen und auch den Tag nicht gut überstehen.

Kein Wunder: Wenn Sie mehrere Tassen Kaffee am Tag trinken, hat sich Ihr Körper an das aufputschende Koffein gewöhnt. Ihr Körper ist abhängig vom täglichen Kaffeekonsum.

Aus diesem Grund fällt es den meisten sehr schwer, den geliebten Kaffee wegzulassen. Doch glauben Sie mir, es zahlt sich für alle aus, die eine innere Unruhe spüren und sich gestresst fühlen.

Problematisch am Kaffeekonsum ist nämlich, dass das Koffein Ihre ohnehin schon erhöhte innerliche Unruhe noch weiter ansteigen lässt. Beachten Sie bitte, dass ein zu hoher innerer Antrieb und die damit einhergehende fehlende Fähigkeit, sich auszuruhen, zum Burnout führt.

Vielleicht denken Sie noch mal an das Beispiel mit dem Auto. Wenn Sie über längere Zeit zu hochtourig durch Ihr Leben brausen, verlieren Sie zu viel Öl und laufen Gefahr, dass Ihr Motor blockiert. Das Schlechteste, was Sie in dieser Situation tun können, ist – wie Sie wissen – weiter auf dem Gas zu bleiben.

Wenn Ihr Motor zu wenig Öl hat, droht die Gefahr, dass seine Kolben blockieren. Sie brauchen nicht mehr Treibstoff oder Kaffee, sondern weniger. Vermeiden Sie dieses Verhalten, auch wenn Sie das Bedürfnis nach mehr Sprit haben, weil Ihr Motor dauernd unter Höchstlast arbeitet. Sie retten Ihren Motor nicht, indem Sie mehr Sprit zuführen, sondern indem Sie rechts ranfahren, ihn abkühlen lassen und neues Schmiermittel zufügen.

Für Ihre Rückkehr in die Kraft ist es absolut wichtig, dass Ihr Gehirn sich erholen kann und Sie sich gesunde Nahrung zuführen. Schenken Sie Ihrem Gehirn etwas Beruhigung und stoppen Sie die künstliche Aktivierung durch Kaffee. Ansonsten besteht die Gefahr, dass Sie zu lange auf Reserve laufen und sich nicht mehr richtig erholen können. Je erschöpfter und je müder Sie sich fühlen, desto größer ist das Bedürfnis nach Kaffee. Der Kaffee steigert Ihre Wachheit, Unruhe und Rastlosigkeit noch weiter. Der erhöhte Stress wiederum fördert Ausbrennen und Erschöpfung.

Lassen Sie den Kaffee für ein paar Wochen weg. Sie schaffen das! Öffnen Sie stattdessen das Fenster, atmen Sie frische Luft ein oder plaudern Sie mit Ihren Kollegen. Pushen Sie sich nicht künstlich hoch.

Durchbrechen Sie den Teufelskreislauf. Sobald Sie Ihre innere Unruhe losgeworden sind, und sich wieder leicht und kraftvoll fühlen, können Sie gerne wieder maßvoll Kaffee trinken.

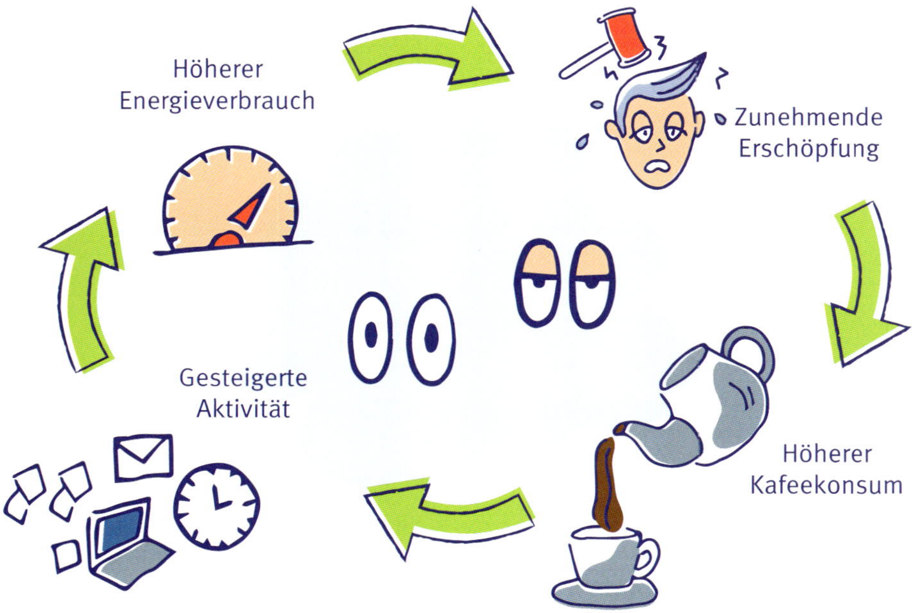

Tipp

Wenn Sie auf Kaffee nicht verzichten wollen, trinken Sie koffeinfreien Kaffee. Eine Alternative zum Bohnen- ist auch der Lupinenkaffee. Er ist koffeinfrei und weniger säurebildend als der herkömmliche Kaffee, aber sehr wohlschmeckend. Er wird aus den eiweißreichen Samen der Süßlupinen hergestellt und enthält reichlich Ballaststoffe, Vitamine und Mineralstoffe. Auch jede Art von Tee geht in Ordnung. Grüntee und Schwarztee helfen Ihnen ebenfalls, morgens munterer zu werden, ohne dabei Ihre Stresssymptome zu fördern. Das Allerbeste für Sie wäre natürlich, wenn Sie es schafften, Sport zu treiben, statt Kaffee zu trinken. Nichts macht munterer als ein Lauf am frühen Morgen!

Weg 26: Verzichten Sie auf aufputschende Getränke und Stimulanzien

Jede Art von aufputschenden Getränken wirkt aktivierend, was ja auch im Sinne der Hersteller ist. Wenn Sie jedoch schon seit längerer Zeit unter Stress stehen, auf Reserve laufen und ein Burnout droht, meiden Sie stark aufputschende Getränke und ähnliche Produkte. Was sich vielleicht erst einmal gut und sinnvoll anhört, fördert langfristig ein Burnout. Sie fühlen sich erschöpft, weil Sie zu viel, nicht, weil Sie zu wenig geleistet haben. Das wäre so, als wenn Sie dem Motor Ihres Autos, das Öl verliert, einen leistungssteigernden Sprit zuführten, der seine Leistung noch erhöht. Es wird dann zwar für kurze Zeit schneller fahren, aber auf lange Sicht haben Sie einen Motorschaden.

Meiden Sie alle Energydrinks, Energy Shots und koffeinhaltige Getränke. Aktivieren Sie sich nicht künstlich durch die Einnahme aufputschender Tabletten. Hierdurch verhindern Sie nicht nur die für Ihre Gesundheit essenziell notwendigen Ruhephasen, zusätzlich laufen Sie auch noch Gefahr, Schlafstörungen zu erleiden. In der Folge müssen Sie dann auch noch zusätzliche Tabletten einnehmen, damit Sie wieder schlafen können. Hinzu kommen noch die deren diversen schädlichen Nebenwirkungen.

Machen Sie stattdessen Pausen. Essen Sie einen gesunden Snack. Bewegen Sie sich und trinken Sie viel Wasser. Wenn Sie müde sind, ruft Sie Ihr Körper um Hilfe und bittet um Ihre Aufmerksamkeit. Seien Sie dankbar für seine treuen Dienste und helfen sie ihm, seine Kraftreserven auf natürliche Art und Weise wieder aufzutanken. Sehr gesund wirkt sich auch das beliebte Power-Napping aus, es senkt auch das Risiko von Herz-Kreislauf-Erkrankungen. Bei Müdigkeit ruhen Sie sich für zehn bis 30 Minuten aus. Dann brauchen Sie auch keine aufputschenden Getränke mehr.

Weg 27: Trinken Sie keine gesüßten Getränke

Zucker tut Ihrem Körper und insbesondere Ihrer Psyche auf Dauer nicht gut. Interessanterweise erzählen mir zahlreiche Klienten, dass sie viel Flüssigkeit trinken. Wenn ich dann genauer nachfrage, was sie denn trinken, zählen sie Eistee, Cola, Limonade und sonstige gesüßte Getränke auf.

Dass sich Zucker schlecht auf unsere Gesundheit auswirkt, ist allgemein bekannt. Dass er dick macht, weiß eigentlich jeder. Die wenigsten sind sich aber bewusst, dass es einen Zusammenhang zwischen Zucker und mentalen Krankheiten gibt. Insbesondere bei Männern.

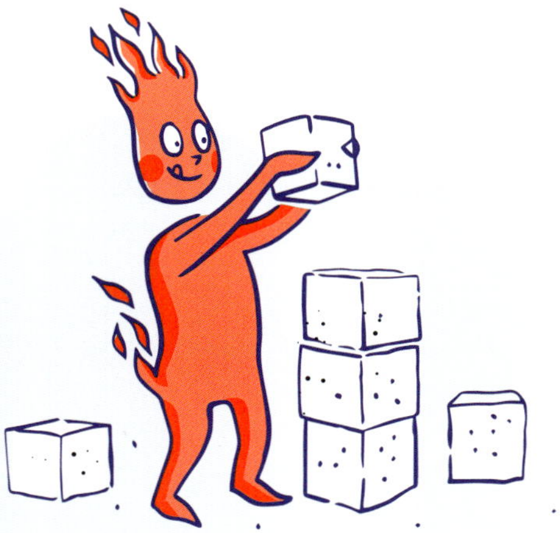

Zucker fördert Stimmungsschwankungen. Der überschüssige Zucker im Blut bewirkt zudem, dass anstatt Fett vermehrt Glukose zur Energiegewinnung genutzt wird. Was dazu führt, dass Sie trotz Bewegung zunehmen oder es nicht schaffen, abzunehmen.

Durch den Zuckeranstieg wird die Bauchspeicheldrüse aktiviert. Sie schüttet Insulin aus, um aus der Glukose Energie gewinnen zu können. Sobald das Gehirn jedoch merkt, dass vermehrt Zucker abgebaut wird, schlägt es Alarm. Es möchte einen Energieabfall verhindern und erzeugt Heißhunger. Und wie Sie sicherlich wissen, kann Hunger eine negative Stimmung deutlich verstärken.

Um diese Stimmungsschwankungen zu vermeiden und generell gesund zu bleiben, empfehle ich Ihnen, bei der Wahl Ihrer Getränke auf deren Zuckergehalt zu achten. Je weniger Zucker, desto besser! Das gilt ganz besonders für jene, die zusätzlich unter Ängsten leiden, da Stimmungsschwankungen und plötzliche Energieverluste zusätzlich verunsichern.

Weg 28: Basisch statt sauer

Stress lässt den Magen gerne übersäuern. Vielleicht leiden Sie bereits unter Magenbeschwerden oder Sie verlieren aufgrund von Übersäuerung Kraft und Motivation. Mit der Zeit greift ein übersäuerter Magen die Magenwände an und es besteht die Gefahr einer Entzündung, sprich einer Gastritis.

Hier möchte ich noch einmal betonen, wie wichtig es ist, dass Sie derzeit Kaffee meiden, da dieser zusätzlich zu seiner unruhefördernden Wirkung die Magenschleimhaut reizt.

Vermeiden Sie generell jegliche Art von Übersäuerung! Am besten indem Sie sich Wissen darüber aneignen, welche Lebensmittel eher basisch und welche eher sauer sind. Eine Übersäuerung wird zum Beispiel durch folgende Nahrungsmittel gefördert:

- Fleisch und Wurstwaren, Fertigprodukte, Industriezucker, Lebensmittelzusatzstoffe, Kaffee und Alkohol.
- Hingegen wirken basisch und damit positiv auf Ihre Gesundheit zum Beispiel: Bananen, Bohnen, Erbsen, Spinat, Grünkohl, Sellerie, Blumenkohl, Fenchel, Brennnessel, Löwenzahn, Petersilie, Tomaten, Gurken und rote Rüben.

Schließen Sie bitte nicht vom sauren Geschmack darauf, dass es sich um ein sauer wirkendes Lebensmittel handelt. So wirkt die Zitrone zum Beispiel basisch. Es gibt reichlich Fachliteratur und Informationen im Web, die Ihnen helfen, sich vermehrt basisch zu ernähren.

Tun Sie Ihrem Magen etwas Gutes und achten Sie in Zukunft auf einen ausgeglichenen Säure-Basen Haushalt. Wirken Sie einer Übersäuerung entgegen. Wenn Ihr Magen sauer ist, und die Magenwände sich entzünden, werden Sie sich viel eher gereizt, schwach und in einer antriebsloseren Stimmung wiederfinden.

Ein gesunder Magen ist die Basis für körperliche Kraft und eine starke Psyche.

Weg 29: Essen Sie bewusst

Sie würden sich gerne wieder leichter fühlen? Positiv fühlt und denkt, wer seine Gedanken auf das Essen lenkt!

Wahrscheinlich kennen Sie niemanden, der teures Motoröl nachfüllt, während er über die Autobahn rast. Selbst wenn Sie das irgendwie schaffen könnten, Ihr Motor könnte das hochwertige Öl aufgrund seines überhitzten Zustandes und des Drucks, unter dem er steht, nicht optimal aufnehmen. Im Gegenteil, es würde die Funktionstüchtigkeit des Motors negativ beeinträchtigen. Wir Menschen sind da nicht viel anders. Wenn Sie möglichst schnell wieder in Ihre Kraft kommen wollen, dann halten Sie für Ihre Nahrungsaufnahme inne. Das ist ganz wichtig, damit Sie in einem parasympathischen Zustand kommen. Der Parasympathikus ist für die Entspannung und die Aktivierung der Verdauungsvorgänge zuständig. Die beste Ernährung kann nur optimal aufgenommen und verdaut werden, wenn Sie diese achtsam und in Ruhe zu sich nehmen.

Wie stark Ihre Ernährungsgewohnheiten auf Ihr körperliches Wohlbefinden und Ihre Lebenserwartung wirken, erahnen Sie wahrscheinlich erst, nachdem Sie es selbst ausprobiert haben.

Bleiben Sie beim Essen im Hier und Jetzt und essen Sie bewusst. Ich beobachte immer wieder bei Klienten, die sich in ein Burnout manövriert haben, dass sie sich nicht wirklich Zeit für ihre Mahlzeiten nehmen. Wenn sie essen, dann schlingen sie meist hastig und nebenbei, um möglichst wenig Zeit zu »verlieren«.

Wenn Sie einen leistungsfähigen Körper haben möchten mit einem wachen Gehirn, dann achten Sie nicht nur darauf, was Sie zu sich nehmen, sondern auch, wie Sie Nahrung zu sich nehmen. Die hochwertigsten Nährstoffe können nur schwer von Ihrem Körper verarbeitet und aufgenommen werden, wenn Sie unter Stress stehen. Eine bewusste und achtsame Ernährung wirkt entscheidend auf Ihre Gesundheit und gibt Kraft.

Nehmen Sie sich Zeit für diese wichtige Energiezufuhr. Und zwar mit allen Sinnen. Gönnen Sie Ihrem Gehirn die Möglichkeit, sich auf diesen komplexen und überlebenswichtigen Prozess zu fokussieren. Und Sie werden überrascht sein: Plötzlich wird Ihnen Ihr Essen besser schmecken als je zu vor.

Leider verstehen viele nicht, wie wichtig eine gesunde und entspannte Nahrungsaufnahme für eine hohe Leistungsfähigkeit ist. Sie kämpfen sich durch den Arbeitsalltag und nehmen sich keine Zeit zum Essen. Sie sind sich nicht wichtig. Wichtig ist ihnen ihre Arbeit. Doch ohne Ihre Gesundheit gibt es keine Arbeit. Und ohne Energie kann es keine Leistung geben.

Die überwiegende Anzahl meiner Klienten, die auf ein Burnout zusteuern, meinen am Beginn der Therapie, keine Zeit für ein Frühstück oder eine ruhige Mittagspause zu haben. Das erlaube ihre Arbeit nicht. Falls sie sich doch für ein Essen entscheiden, dann schlingen sie es neben laufendem Laptop, Tablet und Handy nebenbei herunter.

Doch diese unwichtige Sache, für die sie keine Zeit finden, sind sie selbst. Sobald die Menschen durch unsere Gespräche und die ersten positiven Auswirkungen nach erfolgter Verhaltensänderung verinnerlichen, was für eine enorm leistungssteigernde Wirkung sie mit Pausen und achtsamer Ernährung erreichen können, finden immer irgendwelche Wege, sich wichtiger zu nehmen.

Die Verdauung ist ein äußerst komplexer Prozess, der im Mund mit dem Einspeicheln beginnt und im Darm endet. Diese wichtigen lebenserhaltenden Vorgänge verdienen Ihre volle Aufmerksamkeit.

Befassen Sie sich beim Essen nicht mit Handy, Tablet oder anderen technischen

Geräten und lesen Sie auch nicht. Durch den zusätzlichen Stress kann das Gehirn den Verdauungsvorgang nicht optimal steuern. Wir neigen bei Ablenkung dazu, das Essen hastig herunterzuschlingen und schlucken zu große Bissen. Als Folge davon wird Ihr Magen angegriffen. Er übersäuert, wird überlastet und rächt sich mit Schmerzen und negativen Gefühlen.

Interessant ist, dass nicht nur das Gehirn den Magen steuert, sondern auch der Magen das Gehirn. Wenn es dem Magen nicht gut geht, meldet er es dem Gehirn. Sicher wissen Sie, dass das Gehirn über Neurotransmitter verfügt, die Glücksgefühle auslösen können, sogenannte Endorphine. Doch seit ein paar Jahren weiß man, dass auch unser Darm über die Fähigkeit verfügt, Gefühle zu erzeugen. Man könnte auch sagen, unser Magen-Darm-Trakt »denkt«. Und wenn es dem Magen schlecht geht, dann wird er sauer und teilt seinen Ärger Ihrem Gehirn mit. Ihre gute Stimmung und Ihre Leistungsfähigkeit sinken.

Achten Sie auf Ihre Gesundheit und essen Sie aufmerksam. Achten Sie beim Essen darauf, was Ihnen Ihr Geschmackssinn mitteilt. Schenken Sie sich die Zeit, Ihr Essen genießen zu dürfen. Sie haben es verdient.

Folgende Anleitung wird Ihnen dabei helfen:

Schritt 1: Richten Sie Ihr Essen optisch ansprechend und möglichst mit Liebe an. Denken Sie daran, für wen Sie dieses Essen zubereiten: für einen ganz besonderen Menschen, mit dem Sie die meiste Zeit in ihrem Leben verbringen. Sie sind jetzt wichtig!

Schritt 2: Entfernen Sie vom Essplatz alles, was Sie ablenken könnte. Andere Personen sind natürlich herzlich eingeladen, sitzen zu bleiben.

Schritt 3: Während Sie kauen, legen Sie das Besteck wieder zurück auf den Tisch. Ihre Aufmerksamkeit ist nun ganz bei der Nahrungsaufnahme. Durch das Weglegen des Bestecks bleiben Sie leichter auf den gut schmeckenden Bissen im Mund fokussiert.

Schritt 4: Vermeiden Sie Ablenkungen, insbesondere durch technische Geräte. Wenn Sie sich mit anderen Menschen unterhalten, dann genießen Sie fröhliche Gesprächsthemen abseits der Arbeit.

Schritt 5: Kauen Sie je nach Konsistenz der Mahlzeit jeden Bissen 25- bis 30-mal. Zählen Sie mit, damit Sie sich wirklich genügend Zeit für Ihr Essen nehmen. Es ist einerseits wichtig, dass Sie lernen, im Hier und Jetzt zu bleiben, und andererseits freut sich Ihr Magen seines Lebens, wenn Sie ihm gut eingespeicheltes und zerkleinertes Essen zu führen. So benötigt er weniger Kraft beim Verdauen. Frei gewordene Energie, die er anschließend Ihnen zur Verfügung stellt.

Lassen Sie sich überraschen. Wenn Sie sich wieder so kraftvoll wie früher fühlen möchten, oder sogar noch besser, dann speisen Sie bewusst und aufmerksam. Sie haben es verdient, wieder glücklich zu sein! Essen Sie sich gesund. Sie werden es sich danken.

Weg 30: Verwöhnen Sie sich mit einem Frühstück

Meine Oma sagte immer: »In der Früh sollst du essen wie ein König, zu Mittag wie ein Bürger und abends wie ein Bettelmann!« Und als Gesundheitspsychologe kann ich heute sagen: Sie hatte absolut recht.

Im alltäglichen Arbeitsstress ist es für die meisten gehetzten Menschen eher unüblich, sich Zeit für ein gesundes Frühstück zu nehmen. Da sie ja so viel zu tun haben, beeilen sie sich, so schnell wie möglich zur Arbeit zu kommen und dabei keine Zeit zu verlieren. Zeit für sich wird als verlorene Zeit betrachtet. Natürlich haben sie auch keine Lust, »nur« wegen des Frühstücks früher aufzustehen.

Ganz anders dafür sieht es dann abends aus. Nachdem sie erschöpft von der Arbeit nach Hause kommen, versuchen sie, ihre am Tag unbewusst verdrängten Bedürfnisse durch ein ausgiebiges Abendessen wieder wettzumachen. Endlich, nachdem sie alles andere wichtiger genommen haben als sich selbst, dürfen sie innehalten und ein üppiges Abendessen genießen, welches sie über den Stress des Tages hinwegtrösten soll.

Doch leider tun sie sich damit nicht wirklich etwas Gutes. Ganz im Gegenteil: Sie starten gestresst in die Arbeit, wo sie wahrscheinlich früher oder später zu diversen ungesunden Snacks greifen. Abgesehen von der fehlenden Möglichkeit zur Mundhygiene, werden sie am Arbeitsplatz wohl eher zahlreichen Ablenkungen ausgesetzt sein, die einer entspannten Nahrungsaufnahme und Verdauung negativ entgegenwirken.

Stoppen Sie diesen burnoutfördernden Prozess. Sie wünschen sich Kraft und innere Ruhe? Dann tun Sie sich etwas Gutes und nehmen Sie sich die Zeit für ein gesundes Frühstück.

Wenn Ihnen diese Umstellung sehr schwerfällt, fangen Sie mit kleinen Veränderungen an: Stehen Sie 15 Minuten früher auf und genießen Sie eine Tasse Tee. Oder wie wäre es mit einem Lupinenkaffee, der sehr gesund ist und ausgezeichnet schmeckt, als Ersatz für einen koffeinhaltigen Kaffee?

Sehen Sie es als ein Geschenk an Ihre Gesundheit und als Herausforderung, dabei keine elektronischen Geräte zu aktivieren. Lesen Sie auch keine Zeitung mit schlechten Nachrichten. Den Tag mit 15 Minuten Ruhe zu beginnen, und mit der Einstellung sich erst einmal etwas Gutes zu gönnen, gibt Ihnen Kraft für den ganzen Tag.

Essen Sie generell möglichst viel Vollkornprodukte und Obst. Ihre Gesundheit und Ihr Wohlbefinden werden es Ihnen – oft überraschend schnell – danken.

Weg 31: Zeit für ein bewusstes Mittagessen

Für ein Mittagessen habe ich meistens keine Zeit. Ich esse dann am Abend.

Wie oft habe ich das schon gehört. Und ich sage immer dasselbe darauf: Wenn Sie Ihre Mittagszeit damit verbringen, die Bedürfnisse Ihres Körpers zu ignorieren, wird dies früher oder später schwer negative Folgen haben.

Nehmen Sie sich die Zeit für ein gesundes Mittagessen. Achten Sie auf ausreichend Vitaminzufuhr durch den Genuss von Salat und Gemüse. Vermeiden Sie bitte »Junkfood«, das fördert depressive Verstimmungen, da der Körper unter Nährstoffmangel und diversen Belastungen leidet.

Natürlich fördert auch beim Mittagessen ein Ortswechsel Ihre Entspannung. Vermeiden Sie es, Ihr Essen am Schreibtisch neben Ihren Arbeitsgeräten wie Monitor oder Laptop zu verzehren. Wenn Sie die Möglichkeit haben, verlassen Sie Ihre Arbeitsstätte. Jeder Ortswechsel hilft Ihnen, Ihre Energiereserven wieder rascher aufzufüllen. Außerdem kommen Sie so nicht in Versuchung, während des Essens auch noch weiterzuarbeiten!

Weg 32: Vermeiden Sie das späte Abendessen

Am Abend ist es am schönsten. Endlich kann man den Stress des Alltags beiseitelassen, sich belohnen und genießen. Da Sie den ganzen Tag hart gearbeitet haben, haben Sie es verdient, nach Herzenslust zu essen. Am besten vor dem Fernseher.

Glauben Sie mir, ich kenne dieses Bedürfnis. Doch leider belasten Sie sich dadurch zusätzlich. Wenn Sie in den letzten Stunden vor dem Schlafengehen essen, kann Ihr Magen die Speisen nicht mehr richtig verdauen. Diese bleiben dann unverdaut in Ihrem Magen liegen und Sie leiden eher unter einem unruhigen Schlaf.

Noch schlimmer wird's, wenn Sie sich zusätzlich einiges an Alkohol gönnen. Mitten in der Nacht, meist nach drei bis vier Stunden, wird dann Ihre Leber aktiviert, um das Gift im Körper abzubauen. Dies kann Sie dann aus dem Schlaf reißen und am Wiedereinschlafen hindern. Auch Ihre Fettzellen vermehren sich fröhlich, wenn Sie gerne abends essen. Und meist genau dort, wo sie wenig willkommen sind.

All dies belastet Ihre Stimmung. Schließlich macht es keinen Spaß, schlecht zu schlafen, man fühlt sich zunehmend gereizt und frustriert. Und wessen Stimmung hebt sich, wenn er vor dem Spiegel immer mehr von sich betrachten darf? Viele werden dann mit jedem Arbeitstag frustrierter und versuchen, sich zu trösten. Da sie alles tagsüber so gestresst hat, gönnen Sie sich etwas Gutes. Und das Gute ist dann nicht selten eine üppige Mahlzeit am Abend. Dadurch bleibt wieder Nahrung über Nacht im Magen-Darm-Trakt liegen, was den energieraubenden Prozess weiter fördert und in Gang hält.

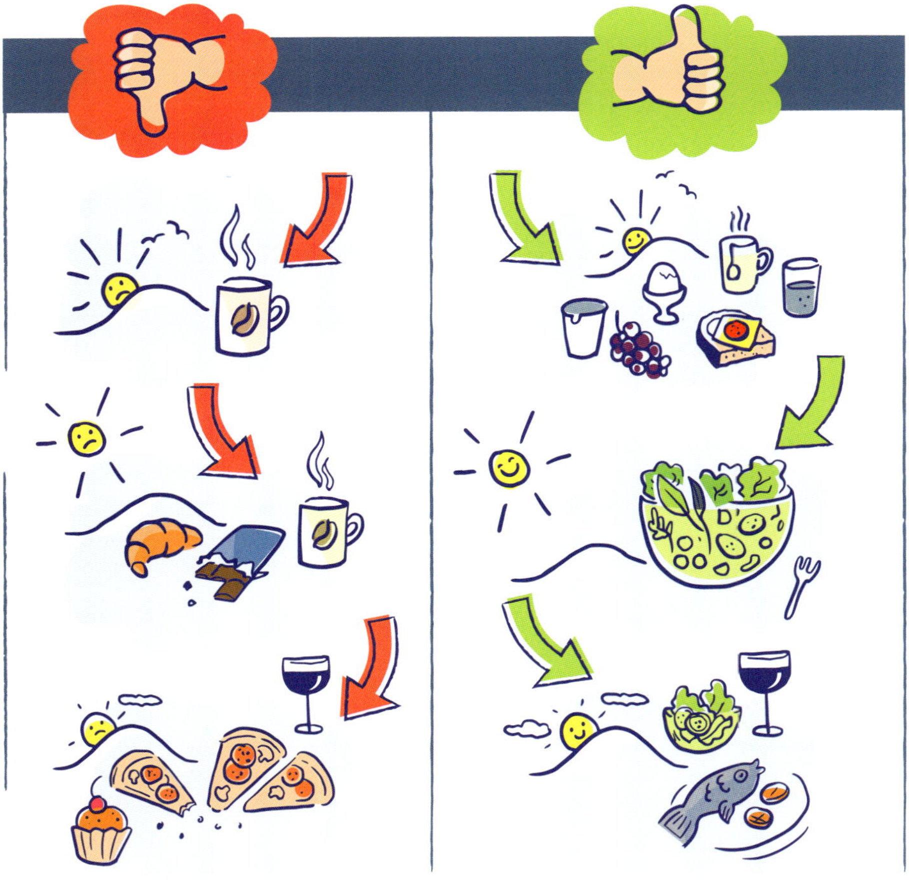

Doch Sie können diesen burnoutfördernden Teufelskreis durchbrechen. Es braucht nur ein wenig Umstellung und die Fähigkeit, gewohnte Verhaltensweisen ein wenig gesundheitsfördernd zu gestalten. Sie müssen nicht hungern. Achten Sie nur darauf, dass Sie in den letzten drei bis vier Stunden vor dem Schlafen nichts mehr essen. Vermeiden Sie Hunger am Abend, indem Sie bewusst am späteren Nachmittag etwas Gesundes essen.

Als Belohnung für die Enthaltsamkeit am Abend werden Sie gut schlafen und am nächsten Tag erfrischt aufwachen und sich vielleicht schon auf ein Frühstück freuen. Darüber hinaus fördern Sie Ihre gute Figur einfach nur dadurch, dass Sie Ihre letzte Mahlzeit am Tag etwas früher genießen.

Wichtig: Geben Sie Ihrem Körper Zeit, sich umzustellen. Es kann sein, dass er ein bisschen braucht, bis er checkt, dass Sie jetzt für ihn da sind und ihm Gutes tun.

Weg 33: Pflanzliche Hilfen für den Magen

Stress und falsche Ernährung lassen den Magen sauer werden. Die meisten Menschen mit Burnout oder Ängsten leiden daher auch unter Magenproblemen. Hier ein paar Tipps, wie Sie Ihren Magen helfen können, sich wohl zu fühlen, ohne gleich zu Chemie zu greifen.

Basenpulver Besorgen Sie sich Basenpulver aus der Apotheke. Es hilft Ihrem Körper, den optimalen Säure-Basen-Haushalt wiederherzustellen.

Heilerde Viele meiner Klienten berichten begeistert von der Wirkung der Heilerde. Hier handelt es sich um gereinigte Erde, die sich schützend auf die Magenwände legt. Da sie einer Übersäuerung und Aufstoßen beruhigend entgegenwirkt, fühlen sich viele rasch besser. Rühren Sie die Heilerde morgens und abends in ein kleines Glas Wasser und trinken Sie dieses vor dem Essen, eventuell auch vor dem Schlafengehen. Heilerde schmeckt nicht, wirkt aber wunderbar.

Kurkuma Am besten frisch gerieben, mit ein paar Tropfen Olivenöl angereichert und mit einem Achtelliter warmem Wasser übergossen, wirkt Kurkuma bei Problemen mit der Magenschleimhaut entzündungslindernd und schmerzreduzierend.

Zitronenwasser Zitronen sind basisch und reich an Vitamin C. Frisch gepresster Zitronensaft in ein Glas Wasser, am besten täglich frühmorgens getrunken, fördert einen gesunden Säuren-Basen-Haushalt.

Pfefferminztee Er wird gerne genommen, um Magen- und Bauchschmerzen zu lindern oder ihnen vorzubeugen. Es hilft auch bei Blähungen, krampfartigen Menstruationsbeschwerden und Durchfall. Da Pfefferminztee im Rachen- und

Mundraum gegen Keime wirkt, hilft er auch gegen Halsschmerzen und Husten. Am besten Sie beziehen den Pfefferminztee in Arzneiqualität aus der Apotheke.

Käsepappeltee Die Malve oder Käsepappel wirkt reizlindernd auf die Schleimhäute der oberen Luftwege und des Mund- und Rachenraumes. Die enthaltenen Schleimstoffe überziehen das entzündete Gewebe wie mit einem Schutzfilm. Arzneilich angewandt wirkt der Malven- oder Käsepappeltee hervorragend bei Entzündungen der Schleimhäute von Magen und Darm.

Weg 34: Gute Stimmung durch die Kraft der Natur

Helfen Sie sich durch die Kraft der Natur. Wenn Sie Bücher von Ernährungsexperten lesen, werden Sie erfahren, dass es zahlreiche Pflanzen und Nahrungsmittel gibt, welche unsere Stimmung auf natürliche Art und Weise heben.

Um wieder zu Kraft zu kommen, brauchen Sie ein glückliches Gehirn. Damit Ihr Gehirn Glücksgefühle erzeugen kann, braucht es bestimmte Neurotransmitter, insbesondere Serotonin.

Im Folgenden habe ich Ihnen hilfreiches Wissen über natürliche Antidepressiva von mehreren Ernährungsexperten zusammengesucht. Ihre Werke finden Sie im Anhang.

Folgende Pflanzen und Nahrungsmittel sind dafür bekannt, dass sie Motivation und Lebensfreude fördern:

Johanniskraut All jene, die ihre Stimmung lieber auf pflanzlicher Basis positiv beeinflussen möchten, können zu Johanneskraut greifen. Johanniskraut ist für seine antidepressive Wirkung bekannt. Laut Julia Ross (2010), Leiterin einer Klinik in den USA, an der mehrere Wissenschaftler zur antidepressiven Wirkung von Pflanzen forschen, übertrifft dieses Kraut in seiner stimmungshebenden Wirkung sogar zahlreiche pharmazeutische Antidepressiva. Johanniskraut beeinflusst in unserem Körper den Serotoninhaushalt positiv.

Sie bekommen Johanniskraut in jeder Apotheke. Ob Sie es lieber als Tee, oder in Tablettenform einnehmen, bleibt ganz Ihnen überlassen. Tee hat jedoch den Vorteil, dass Sie sich zum Trinken einer Tasse bewusst Zeit nehmen und innehalten, dies fehlt bei der Einnahme von Tabletten. Darüber hinaus vermittelt die Einnahme von Tabletten eher das Gefühl, krank zu sein. Ein weiterer Vorteil des Tees gegenüber den Tabletten ist die Tatsache, dass Sie vermehrt Flüssigkeit zu sich nehmen. Auch dies wirkt sich positiv auf Ihre Gesundheit aus.

Im Gegensatz zu den meisten pharmazeutischen Tabletten hat das pflanzliche Johanniskraut kaum Nebenwirkungen: In seltenen Fällen werden Personen etwas lichtempfindlicher. Dies stört aber insbesondere im Winter die wenigsten.

Wichtig zu wissen ist, dass Johanniskraut zwar nur selten Nebenwirkungen hat, aber die Wirkung anderer Medikamente verstärken oder abschwächen kann. So können sich Frauen nach der Einnahme von Johanniskraut nicht mehr hundertprozentig auf die Pille verlassen.

Über Dosierung und seltene Nebenwirkungen lassen Sie sich bitte in Ihrer Apotheke oder noch besser durch Ihren Arzt aufklären.

Aprikosen/Marillen Egal, ob frisch oder getrocknet, Aprikosen, auch Marillen genannt, fördern eine gute Stimmung. Dank der Aminosäure Tryptophan, welche reichlich enthalten ist, wirken sie stimulierend auf die Produktion von Serotonin. Aprikosen helfen bei Müdigkeit und können eine positive Wirkung bei leichten Depressionen zeigen. Ein Teil des enthaltenen Tryptophans wird in Vitamin B_3 (Niacin) umgewandelt. Dies wiederum hilft bei Schlafstörungen, Konzentrationsschwäche, Appetitlosigkeit und Gereiztheit.

Bananen Wussten Sie, dass Bananen sich beruhigend auf Körper und Geist auswirken können? Bananen werden von Experten als stimmungsaufhellend beschrieben; sie sind vitaminreich und prall gefüllt mit Mineralstoffen, allen voran Kalium und Magnesium. Bananen fördern Ruhe und Ausgeglichenheit.

Außerdem enthalten Bananen viel Vitamin B_6 und können daher Erschöpfungszuständen oder auch prämenstruellen Symptomen entgegenwirken.

Menschen, die unter einem Burnout leiden, sind oft gereizt, da sie unter Druck stehen. Mit dem Genuss von Bananen fördern Sie Ihre Ausgeglichenheit. Bananen können sogar bei der Behandlung von Depressionen und Schlafstörungen einen positiven Einfluss zeigen.

Spargel Er enthält einen Vitamin-B-Komplex, welcher für das Nervensystem und die Gemütsverfassung sehr wichtig ist. Nährstoffe, wie Vitamine A, C, K, Folsäure, Kalium, Mangan, Protein und Kupfer bringen Energie und fördern eine positive Grundstimmung.

Avocados Sie enthalten Vitamin B_6, gesunde ungesättigte Fettsäuren, Tryptophan und Folsäure. Diese werden in das stimmungsaufhellende Serotonin umgewandelt.

Seetang und Algen Die Wasserpflanzen enthalten Eisen und wirken als Energielieferant. Das enthaltene Magnesium kann beim Stressabbau helfen, da erhöhter Stress zu einem erhöhtem Magnesiumbedarf führt. Darüber hinaus enthalten sie Jod, welches ebenfalls eine positive Stimmung fördern und Antriebslosigkeit entgegenwirken kann. Das enthaltene Calcium wiederum kann sich stabilisierend bei Stimmungsschwankungen auswirken.

Fetter Seefisch Wer gerne Fisch isst, sollte vor allem Makrele, Lachs oder Thunfisch verzehren. Diese Fische zeichnen sich durch einen hohen Gehalt an Omega-3-Fettsäuren aus. Omega-3 ist nicht nur hilfreich im Rahmen einer cholesterinarmen Ernährung, es verstärkt auch die Wirkung von Serotonin und Dopamin, die für eine gute Stimmung wichtig sind. Ebenso wird eine gute Durchblutung gefördert, was vor Herz-Kreislauf-Erkrankungen schützt.

Walnüsse Ersetzen Sie Süßigkeiten und industriell verarbeitete Knabbereien durch Walnüsse. Sie sind reich an Omega-3-Fettsäuren. Diese wirken sich positiv auf diverse Funktionen im Gehirn aus und können dadurch stimmungsaufhellend wirken. Menschen mit Gastritis oder einem empfindlichen Magen sollten jedoch darauf achten, es nicht zu übertreiben, da ansonsten der Magen übersäuern könnte.

Naturreis und Paranüsse Paranüsse halten Ihr Gehirn auf Trab und sind als Knabberei zwischendurch ebenfalls sehr bekömmlich. Genauso wie Naturreis enthalten sie Selen und Magnesium und wirken gegen Niedergeschlagenheit, Stress, Erschöpfung und Depressionen.

Süßkartoffeln Die Knollen schmecken hervorragend, ähnlich wie Kartoffeln, nur viel geschmacksintensiver und, wie der Name schon sagt, etwas süßlicher. Sie enthalten zahlreiche Nährstoffe, Eisen und Vitamin B_6. Wie Sie wahrscheinlich bereits wissen, helfen diese bei Stimmungstiefs und Depressionen. Zusätzlich helfen Süßkartoffeln, den Blutzuckerspiegel konstant zu halten.

Rosmarin und Salbei Sie sollten in keiner Küche fehlen. Sie eignen sich hervorragend zum Würzen diverser Gerichte und können darüber hinaus als Heilkräuter eingesetzt werden. Die enthaltenen ätherischen Öle fördern die Durchblutung und wirken stressreduzierend und entspannend.

Kurkuma Kurkuma eignet sich nicht nur hervorragend bei diversen Magenbeschwerden. Er kann auch Ihre Stimmung heben. Wenn Sie die Möglichkeit haben, nehmen Sie frische Kurkuma-Wurzeln, ansonsten Bio-Kurkuma gemahlen.

Schokolade Wer kennt sie nicht, die stimmungsaufhellende Wirkung der Schokolade. Da die Wirkung nur sehr kurz anhält und die Schokolade leider auch sehr fetthaltig ist, gilt hier die Devise: »Weniger ist mehr!« Die Ernährungsexperten scheinen sich zwar nicht ganz einig zu sein, jedoch empfehlen die meisten eher den Griff zur hochwertigen dunklen Schokolade.

Kardamom Ersetzen Sie Kaffee durch Tee und fördern Sie damit Ihre Stimmung. Probieren Sie doch einmal Tee mit Zimt, Kardamom und Zitronengras. Dieses Getränk lässt den Serotoninspiegel ansteigen und somit auch Ihre Laune!

Leinsamen Das ist eine der ältesten Kulturpflanzen der Welt. Leinsamen haben einen hohen Gehalt an Omega-3-Fettsäuren und ihnen wird eine ausgleichende Wirkung auf den Hormonhaushalt nachgesagt, da sie reich an Lignanen sind. Lignane sind Pflanzennährstoffe, die in Hülsenfrüchten, unraffiniertem Getreide, diversen Gemüsesorten und Samen vorkommen. Es handelt sich um natürliche Pflanzenöstrogene, die eine ausgleichende Wirkung auf den Hormonhaushalt haben. Lignanen wird auch eine stark antioxidative Wirkung nachgesagt.

Weißdorn Wie Sie vielleicht wissen, wird Weißdorn gerne bei Herzproblemen eingesetzt. Er kann aber auch bei Stimmungsschwankungen helfen. Denn auch der Weißdorn enthält natürliche Flavonoide, welche nicht nur den Herzrhythmus stabilisieren, sondern sich auch positiv auf den Hormonhaushalt auswirken.

Schlafbeeren Sie sind auch unter ihrem indischen Namen Ashwagandha bekannt. Sie enthalten Gamma-Aminobuttersäuren, welche das Nervensystem stärken und die Stimmung heben können.

Schwarzbohnen Sie kommen aus Afrika und sind reich an L-5-Hydroxytryptophan. Auch ihnen wird eine positive Wirkung auf die Stimmung nachgesagt.

Weg 35: Guter Schlaf durch die Kraft der Natur

Nährstoffe, die dazu beitragen, Ihre Stimmung zu heben, fördern logischerweise auch Ihren gesunden Schlaf. Wer positiv gestimmt ist, grübelt weniger, was wiederum das Einschlafen erleichtert; vorausgesetzt natürlich, es handelt sich nicht um antriebssteigernde Substanzen.

Vorweg noch ein paar Tipps, die Ihnen helfen können, wieder besser einzuschlafen:

- Sport fördert Ihren guten Schlaf und Ihre Gesundheit im Allgemeinen, da Bewegung entspannt. Achten Sie dabei darauf, nicht zu spät am Abend Sport zu treiben, da Sie sonst beim Schlafengehen noch zu aufgedreht sind.
- Machen Sie einen großen Bogen um alle anregenden Getränke, wie Kaffee, Cola oder Energydrinks.
- Wenn Sie bereits unter Schlafstörungen leiden, vermeiden Sie es, sich tagsüber hinzulegen. Ansonsten ist ein Mittagsschlaf, der nicht länger als eine Stunde dauern sollte, durchaus gesundheitsförderlich und hilft dabei, Herz-Kreislauf-Erkrankungen vorzubeugen.
- Vermeiden Sie spätes Essen, da dieses im Magen-Darmtrakt liegen bleibt und störend auf den Schlaf wirkt.
- Verzichten Sie auf intensiven Alkoholgenuss. Da das Gift vom Körper abgebaut werden muss, wird Ihre Leber Sie aufwecken, wenn diese nach drei bis vier Stunden aktiviert wird.

- Verwenden Sie in den letzten zwei Stunden vor dem Schlafengehen keine elektronischen Geräte wie PC, Notebooks, Tablets und Handys. Das blaue Licht stört die Melatonin-Produktion, welche Sie für einen guten Schlaf benötigen. Inwieweit ein eventuell vorhandener Blaulichtfilter tatsächlich hilft, wird divers diskutiert.
- Gehen Sie erst zu Bett, wenn Sie wirklich müde sind.
- Sollten Sie unter Gedankenkreisen leiden: Es hilft vielen Menschen, die belastenden Gedanken niederzuschreiben.
- Sehr hilfreich beim Problemewälzen sind die Stoppschild-Technik und die Anti-Burnout-Atmung.

Baldrian Er zählt aufgrund seiner deutlich schlaffördernden Wirkung zu den effektivsten Heilpflanzen bei Schlafstörungen. Baldrian wirkt spürbar entspannend und angstlösend.

Sollten Sie bereits unter ausgeprägten Schlafbeschwerden leiden, wird von Experten empfohlen, Baldrian in Form von Tabletten oder Kapseln einzunehmen, da die enthaltenen schlaffördernden Wirkstoffe in Tees nicht ausreichend gelöst werden können. Hingegen können bei Ein-, oder Durchschlafproblemen, die durch Stress oder nervöse Unruhe ausgelöst werden, auch Tees und Tinkturen verwendet werden. Genießen Sie Baldriantee, er wirkt angstlösend und beruhigend.

Neuere Untersuchungen haben ergeben, dass die Mischung von Baldrian mit Hopfenextrakten einen noch besseren Effekt auf die Schlafqualität hat als reine Baldrianextrakte. Aus diesem Grund erhalten Sie in Apotheken auch Kapseln oder Tabletten mit einer Baldrian-Hopfen-Kombination.

Melisse Zitronenmelisse kommt häufig bei der Behandlung von Einschlafstörungen zum Einsatz. Die Melisse oder Zitronenmelisse wird bei uns als Gewürzkraut, als Teekraut sowie als Heilkraut geschätzt. In der Heilkunde werden die Blätter der Pflanze zusätzlich zur Behandlung von Einschlafstörungen vor allem bei Nervosität und bei psychisch bedingten Magen- und Darmstörungen angewendet. Da sie entspannend und entkrampfend wirken, eignen sie sich auch zur Behandlung von Ängsten.

Die üblichen Darreichungsformen von Melisse sind Tees (Heißwasserextrakt) sowie Tinkturen. Um einen schlaffördernden Effekt zu erzielen, genügt es in der Regel, eine halbe Stunde vor dem Schlafengehen eine Tasse Tee zu trinken. Melisse wird in der Naturheilkunde ebenfalls gerne Hopfen (und Baldrian) beigemischt, wodurch meist eine Verbesserung der Schlafqualität erzielt werden kann.

Lavendel Die Blätter und Blüten des Lavendels sind reich an ätherischen Ölen. Er wirkt stressmildernd, antibakteriell, und antioxidativ. Die enthaltenen ätherischen Ölverbindungen wirken stress- und angstreduzierend.

Für einen erholsamen Schlaf können Sie Lavendel in Form von Tee trinken oder das Lavendelöl inhalieren. Darüber hinaus sind Lavendelkissen sehr beliebt, um schneller und besser einzuschlafen.

Passionsblumen Sie haben eine beruhigende und angstreduzierende Wirkung. Die Passionsblumen enthalten Flavonoide, die beruhigend wirken und eine positive Wirkung bei Ängsten zeigen. Wenn Sie unter einer erhöhten Reizbarkeit leiden, haben Sie gute Chancen, die stimmungsstabilisierende Wirkung der Passionsblumen innerhalb kurzer Zeit zu genießen. Die Passionsblume zeigt ihre stärkste Wirkung in Form von Tee und Tabletten. Aber auch ein Extrakt in flüssiger und getrockneter Form kann aus der Heilpflanze hergestellt werden. Lassen Sie sich in der Apotheke beraten.

Rosenwurz Er enthält ebenfalls Flavonoide und wirkt daher nerven- und stimmungsberuhigend. In Russland und China ist Rosenwurz recht beliebt, in Deutschland hingegen ist er noch nicht so bekannt. Vorzugsweise werden die Blätter zusammen mit anderen Gemüsen verzehrt. Sie können ihn aber auch als Tee genießen, wobei hier der Extrakt der Wurzel mit heißem Wasser aufge-

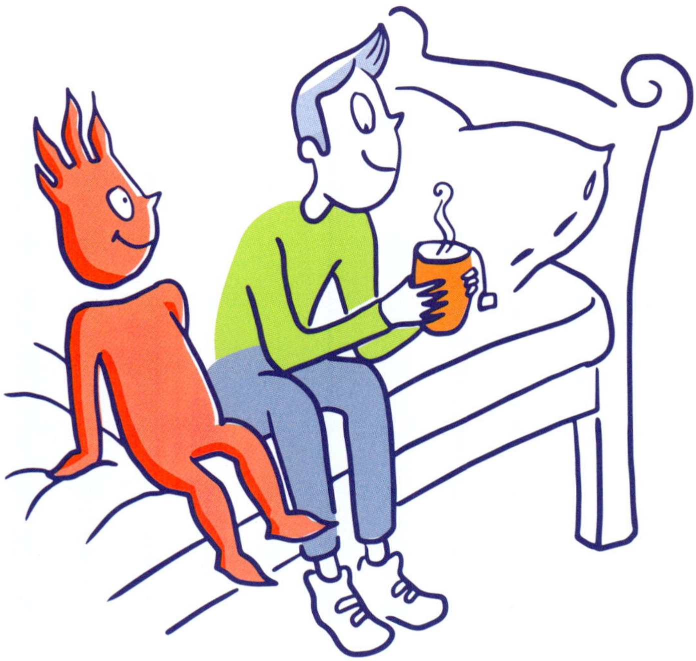

gossen wird. Der blumige Name stammt übrigens von dem Rosenduft, den der Wurzelextrakt verströmt.

Zusammenfassung

Hochwertige Nahrung ist ganz besonders in Zeiten der Herausforderungen von großer gesundheitlicher Bedeutung.

Mit der bewussten Wahl Ihrer Ernährung können Sie das Entstehen positiver Gefühle fördern und negativen Stimmungen entgegenwirken. Es gibt zahlreiche Nahrungsmittel, die uns glücklich machen, aber auch viele, die den erlebten Stress und die damit einhergehende Unruhe sowie Stimmungsschwankungen verstärken.

Achten Sie darauf, dass Sie während der Nahrungsaufnahme mit all Ihren Gedanken und Sinnen bewusst beim Essen sind. Genießen Sie Ihr Essen und vermeiden Sie Ablenkung, ganz besonders durch technische Geräte. So helfen Sie Ihrem Körper, sich auf die komplexen Vorgänge der Nahrungsaufnahme zu fokussieren und diese optimal zu verwerten. Auch auf das richtige Timing kommt es an. Insbesondere empfehle Ich Ihnen, in den letzten Stunden vor dem Schlafengehen nichts mehr zu essen. Dies reduziert zusätzliche körperliche Belastungen

Die Natur hält wahre Schätze bereit. Zahlreiche natürliche Antidepressiva helfen uns, besser drauf zu sein. Sie wirken mit der Kraft der Natur und nahezu keinen Nebenwirkungen. Nutzen Sie die Heilkräfte, die eine gesunde Ernährung und die Naturheilkunde aktivieren können – und Sie werden sich schon bald kräftiger, leichter und gesünder fühlen.

Alles Gute

Ich gratuliere Ihnen! Sie kennen nun zahlreiche Wege, die Sie aus dem Burnout führen. Sie haben herausgefunden, was Sie in Ihr Burnout geführt hat, und haben gelernt, Ihr Burnout als Chance anzuerkennen, Ihre Lebensfreude wieder zu finden. Ich hoffe, Sie haben angefangen, mehr für sich selbst zu sorgen und sich selbst die Aufmerksamkeit zu schenken, die Sie verdient haben.

Nun heißt es dranbleiben. Setzen Sie die gelernten Strategien weiter ein, integrieren Sie sie fest in Ihren Alltag. Denn nur wenn Sie Ihr Verhalten dauerhaft ändern und achtsam mit sich umgehen, werden Sie sich auch in Zukunft stark und leicht fühlen.

Der kleine Anti-Burnout-Coach ist immer für Sie da, wenn Sie ihn brauchen. Sie sind Ihrem Burnout nicht hilflos ausgeliefert und Sie haben viele Möglichkeiten, um wieder in Ihre Kraft zu finden. Ich wünsche Ihnen alles Gute dabei – Sie sind es wert!

In meiner Praxis setze ich noch zahlreiche weitere Anti-Burnout-Methoden ein – auch über das Internet per Videoberatung. Diese zu beschreiben, würde dann wohl noch ein weiteres Büchlein füllen. Kontaktieren Sie mich, sollten Sie Fragen haben oder Beratung benötigen.

Ich wünsche Ihnen von Herzen, dass Ihnen dieser kleine Anti-Burnout-Coach hilft, wieder rasch zurück in Ihre Kraft und in Ihr Lebensglück zu finden.

Roland König

Service

Literatur

Kast (2018): Der Ernährungskompass. Verlag Bertelsmann, München

Hirscher (2019): Die wunderbare Kraft der adaptogenen Pflanzen. TRIAS Verlag, Stuttgart

Ross (2010): Was die Seele essen will. Die Mood Cure. Verlag Kletta Cotta, Stuttgart

Siewert (2015): Natürliche Psychopharmaka. Ganzheitliche Medizin für die Seele. 2. Auflage. Gräfe und Unzer, München

Wormer (2017): Natürliche Antidepressiva. Sanfte Wege aus dem Stimmungstief. Mankau Verlag GmbH, Murnau

Links

Besuchen Sie mich auf meinem Youtube Channel. Unter »Praxis Mag. Roland König« erwarten Sie Videos über leicht anwendbare Methoden, die Ihnen helfen, aus einem Burnout wieder in Ihre Kraft zu finden.

Dank

Meinen allerherzlichsten Dank an meinen lieben Freund Andi, der mich schon in unserer gemeinsamen Schulzeit zum Schreiben animierte, an meine geliebte Frau, die mir mit Rat und Tat zur Seite stand, und an Frau Dr. Sommer, bei der ich eine ausgezeichnete Ausbildung genießen durfte.

Liebe Leserin, lieber Leser,

hat Ihnen dieses Buch weitergeholfen? Für Anregungen, Kritik, aber auch für Lob sind wir offen. So können wir in Zukunft noch besser auf Ihre Wünsche eingehen. Schreiben Sie uns, denn Ihre Meinung zählt!

Ihr TRIAS Verlag

E-Mail-Leserservice
kundenservice.trias-verlag.de

Lektorat TRIAS Verlag
Postfach 30 05 04
70445 Stuttgart

Abonnieren Sie unsere Newsletter:
www.trias-verlag.de/newsletter

Besuchen Sie uns auf facebook
www.facebook.com/trias.tut.mir.gut

Besuchen Sie uns auf facebook
www.facebook.com/mama.mag.trias

Folgen Sie uns auf Instagram
www.instagram.com/trias_verlag

Lassen Sie sich inspirieren
www.pinterest.com/triasverlag

Register

Bibliografische Information der Deutschen Nationalbibliothek
Die Deutsche Nationalbibliothek verzeichnet diese Publikation in der Deutschen Nationalbibliografie; detaillierte bibliografische Daten sind im Internet über http://dnb.d-nb.de abrufbar.

Programmplanung: Celestina Filbrandt
Projektmanagement: Annalena Müller
Redaktion: Julia Jochim
Umschlaggestaltung und Innen-Layout:
CYCLUS · Visuelle Kommunikation, Stuttgart

Bildnachweis:
Umschlagmotiv und Zeichnungen im Innenteil: Grafikbüro Schaaf, Bellheim
Autorenfoto: Susanne König
Die Zeichnungen wurden nach einer Idee der diplomierten Kunsttherapeutin Susanne König erstellt.

1. Auflage 2021

©2021. Thieme. All rights reserved.
TRIAS Verlag in Georg Thieme Verlag KG,
Rüdigerstraße 14, 70469 Stuttgart, Germany
www.thieme.de

Printed in Germany

Satz und Repro: Reemers Publishing GmbH, Krefeld
gesetzt in Adobe Indesign CC 2020
Druck: AZ Druck und Datentechnik GmbH, Kempten

Gedruckt auf chlorfrei gebleichtem Papier

ISBN 978-3-432-11259-6

Auch erhältlich als E-Book:
eISBN (ePub) 978-3-432-11260-2

1 2 3 4 5 6

Wichtiger Hinweis: Wie jede Wissenschaft ist die Medizin ständigen Entwicklungen unterworfen. Forschung und klinische Erfahrung erweitern unsere Erkenntnisse. Ganz besonders gilt das für die Behandlung und die medikamentöse Therapie. Bei allen in diesem Werk erwähnten Dosierungen oder Applikationen, bei Rezepten und Übungsanleitungen, bei Empfehlungen und Tipps dürfen Sie darauf vertrauen: Autoren, Herausgeber und Verlag haben große Sorgfalt darauf verwandt, dass diese Angaben dem Wissensstand bei Fertigstellung des Werkes entsprechen. Rezepte werden gekocht und ausprobiert. Übungen und Übungsreihen haben sich in der Praxis erfolgreich bewährt.

Eine Garantie kann jedoch nicht übernommen werden. Eine Haftung des Autors, des Verlags oder seiner Beauftragten für Personen-, Sach- oder Vermögensschäden ist ausgeschlossen.

Geschützte Warennamen (Warenzeichen) werden nicht besonders kenntlich gemacht. Aus dem Fehlen eines solchen Hinweises kann also nicht geschlossen werden, dass es sich um einen freien Warennamen handelt.

Das Werk, einschließlich aller seiner Teile, ist urheberrechtlich geschützt. Jede Verwertung außerhalb der engen Grenzen des Urheberrechtsgesetzes ist ohne Zustimmung des Verlags unzulässig und strafbar. Das gilt insbesondere für Vervielfältigungen, Übersetzungen, Mikroverfilmungen und die Einspeicherung und Verarbeitung in elektronischen Systemen.

Wo datenschutzrechtlich erforderlich, wurden die Namen und weitere Daten von Personen redaktionell verändert (Tarnnamen). Dies ist grundsätzlich der Fall bei Patienten, ihren Angehörigen und Freunden, z. T. auch bei weiteren Personen, die z. B. in die Behandlung von Patienten eingebunden sind.

Unterhaltsames Wissen – lebenswichtige Fakten

- **Dieses Buch verlängert Ihr Leben**
- **Alles zu Aufbau, Funktion und Erkrankungen**
- **Lebergesundheit, Alarmsignale und moderne Therapien**

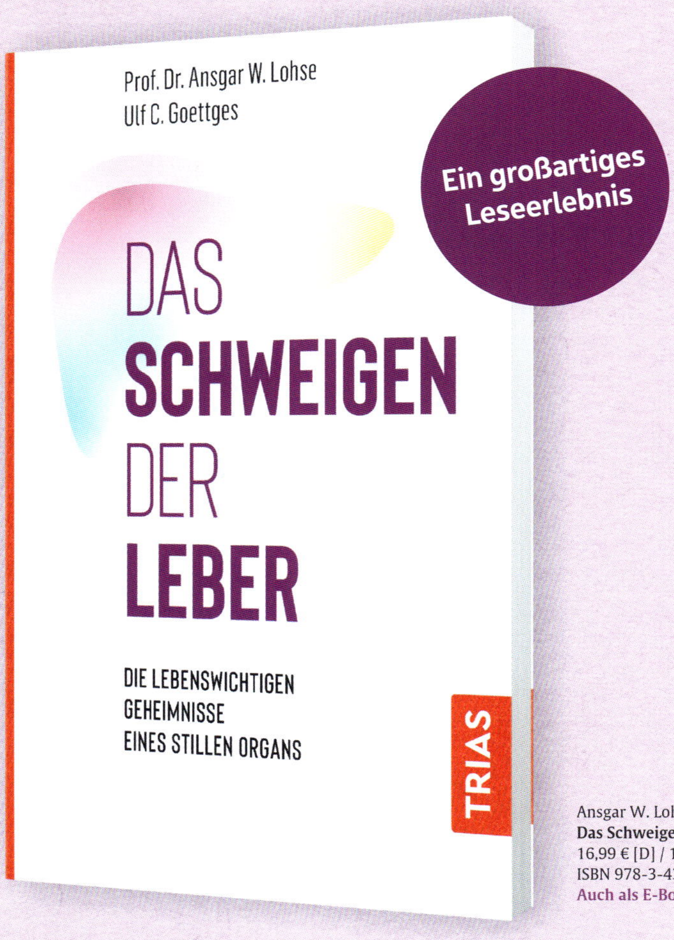

Ansgar W. Lohse / Ulf C. Goettges
Das Schweigen der Leber
16,99 € [D] / 17,50 € [A]
ISBN 978-3-432-11271-8
Auch als E-Book

Bequem bestellen über
www.trias-verlag.de
versandkostenfrei
innerhalb Deutschlands

TRIAS